Praktische radiologie

Praktische radiologie

Albert Lemmens
Marcel Ariës

Met medewerking van

Monique Brink, Tom Snijders, Heleen Dekker

Met een voorwoord van

prof. dr. J.G. Blickman

Bohn Stafleu van Loghum
Houten 2005

© 2005 Bohn Stafleu van Loghum, Houten

Alle rechten voorbehouden. Niets uit deze uitgave mag worden verveelvoudigd, opgeslagen in een geautomatiseerd gegevensbestand, of openbaar gemaakt, in enige vorm of op enige wijze, hetzij elektronisch, mechanisch, door fotokopieën, opnamen, of enige andere manier, zonder voorafgaande schriftelijke toestemming van de uitgever.
Voorzover het maken van kopieën uit deze uitgave is toegestaan op grond van artikel 16b Auteurswet 1912 j° het Besluit van 20 juni 1974, Stb. 351, zoals gewijzigd bij Besluit van 23 augustus 1985, Stb. 471 en artikel 17 Auteurswet 1912, dient men de daarvoor wettelijk verschuldigde vergoedingen te voldoen aan de Stichting Reprorecht (Postbus 3060, 2130 KB Hoofddorp). Voor het overnemen van gedeelte(n) uit deze uitgave in bloemlezingen, readers en andere compilatiewerken (artikel 16 Auteurswet 1912) dient men zich tot de uitgever te wenden.

Samensteller(s) en uitgever zijn zich volledig bewust van hun taak een zo betrouwbaar mogelijke uitgave te verzorgen. Niettemin kunnen zij geen aansprakelijkheid aanvaarden voor onjuistheden die eventueel in deze uitgave voorkomen.

ISBN 90 313 4471 0
NUR 876

Ontwerp omslag: Ontwerpbureau NEO, Arnhem

Bohn Stafleu van Loghum
Het Spoor 2
Postbus 246
3990 GA Houten
www.bsl.nl

Distributeur in België:
Standaard Uitgeverij
Belgiëlei 147a
2018 Antwerpen
www.standaarduitgeverij.be

Alfabetische lijst van medewerkers

Drs. M.J.H. Ariës, co-assistent, UMC St Radboud Nijmegen.
Drs. E.J.P. van Asseldonk, co-assistent, UMC St Radboud Nijmegen.
Drs. I.H.A.F. Bisschops, co-assistent, AMC Amsterdam.
Prof. Dr. J.G. Blickman, hoofd afdeling Radiologie, UMC St Radboud Nijmegen.
C.J.M. van Boheemen, student, UMC Utrecht.
Drs. D.G.H. Bosboom, assistent Radiologie, UMC St Radboud Nijmegen.
Drs. M. Brink, co-assistent, UMC St Radboud Nijmegen.
M.M.H. Claessen, student, UMC Utrecht.
Drs. E.P.H. Cremers, co-assistent. AMC Amsterdam.
Drs. H.M. Dekker, radioloog, UMC St Radboud Nijmegen.
Drs. C.E. van Die, radioloog, UMC St Radboud Nijmegen.
Drs. A.C. Dirks, assistent Radiologie, UMC Maastricht.
F.A. van Eck, student, UMC St Radboud Nijmegen.
Drs. Th.A. Fassaert, co-assistent, UMC St Radboud Nijmegen.
Drs. J.J. Fütterer, assistent Radiologie, UMC St Radboud Nijmegen.
Drs. M.J.C. Groenen, co-assistent, UMC St Radboud Nijmegen.
Drs. L.G. Grigoreva, co-assistent, UMC St Radboud Nijmegen.
Drs. S. Hein, co-assistent, UMC Groningen.
E. Hermans, student, UMC St Radboud Nijmegen.
Drs. A.A. van den Hurk, co-assistent, UMC St Radboud Nijmegen.
Drs. J.M.H. Joosten, co-assistent, UMC St Radboud Nijmegen.
A. der Kinderen, student, UMC St Radboud Nijmegen.
Drs. D.B. de Koning, co-assistent, UMC St Radboud Nijmegen.
R.J. Lamberts, student, UMC St Radboud Nijmegen.
Drs. B. van de Langerijt, co-assistent, UMC St Radboud Nijmegen.
Dr. Drs. J.A.M. Lemmens, coördinator onderwijs Radiologie, UMC St Radboud Nijmegen.
A. van der Logt, student, UMC St Radboud Nijmegen.
Drs. B.G. Looij, assistent Radiologie, UMC St Radboud Nijmegen.
Drs. E.D. Niesten, co-assistent, UMC St Radboud Nijmegen.
S.L.S. van Opstal, student, UMC St Radboud Nijmegen.
Drs. W. Pels, assistent Radiologie, UMC St Radboud Nijmegen.
Drs. J.J.W. Ploegmakers, assistent Orthopedie, UMC Groningen.
Drs. M.J.M. Ploegmakers, assistent Radiologie, UMC St Radboud Nijmegen.
Drs. R.J. Smeenk, co-assistent, UMC St Radboud Nijmegen.
Drs. M.K. Smorenburg, co-assistent, UMC St Radboud Nijmegen.
Drs. T.J. Snijders, assistent Neurologie, UMC Utrecht.
Drs. M. Snoeren, assistent Radiologie, UMC St Radboud Nijmegen.
Drs. G. Stege, assistent Interne geneeskunde, Ziekenhuis Rijnstate Arnhem.
Drs. J. Veltman, assistent Radiologie, UMC St Radboud Nijmegen.
Drs. A.M. van der Vliet, neuroradioloog, UMC St Radboud Nijmegen.
Dr. A.R. de Vries, radioloog, Albert Schweitzer ziekenhuis, Dordrecht.

Inhoud

Inleiding *XI*

Het vak radiologie *XIII*
Prof. dr. J.G. Blickman

Deel 1 Techniek *1*

    1   De techniek van de conventionele radiologie (CR) *3*
        R. Lamberts

    2   De techniek van de computertomografie (CT) *7*
        W. Pels

    3   De techniek van de magnetische resonantie (MR) *11*
        J. Fütterer

    4   De techniek van de echografie (Echo) *15*
        D. de Koning

Deel 2 Hoofd *19*

    5   Het normale CT-onderzoek van de hersenen *21*
        M. Claessen

    6   Het normale MRI-onderzoek van de hersenen *25*
        R. Smeenk

    7   Beeldvormende diagnostiek bij een intracerebraal vaatincident (CVA) *29*
        R. Groenen

    8   Beeldvormende diagnostiek bij een subarachnoïdale bloeding (SAB) *33*
        T. van den Hurk

    9   Beeldvormende diagnostiek bij een hersentumor *37*
        B. van de Langerijt

    10   Beeldvormende diagnostiek bij een trauma capitis *41*
        C. van Boheemen

Deel 3 Borst *45*

    11   Beoordeling van een normale thoraxfoto *47*
           S. Hein

    12   Het normale CT-onderzoek van de thorax *53*
           D. Bosboom

    13   Beeldvormende diagnostiek bij een pneumonie *57*
           M. Ariës

    14   Beeldvormende diagnostiek bij een longembolie *61*
           M. Brink

    15   Beeldvormende diagnostiek bij een longtumor *65*
           M. Ariës

    16   Beeldvormende diagnostiek bij vergrote hilusklieren *69*
           E. van Asseldonk

    17   Beeldvormende diagnostiek bij subcutaan emfyseem *73*
           E. van Asseldonk

Deel 4 Buik *77*

    18   Het normale CT-onderzoek van het abdomen *79*
           A. der Kinderen

    19   Echografisch onderzoek van de lever *83*
           B. Looij

    20   Beeldvormende diagnostiek bij een maag-darmperforatie *87*
           H. Joosten

    21   Het buikoverzicht (BOZ) *91*
           M. Brink

    22   Beeldvormende diagnostiek bij een colontumor *93*
           T. Snijders

    23   Beeldvormende diagnostiek bij abdominale lymfomen *97*
           I. Bisschops

    24   Beeldvormende diagnostiek bij een appendicitis *101*
           Th. Fassaert

    25   Beeldvormende diagnostiek bij een aneurysma aortae abdominalis (AAA) *105*
           M. Ariës

Deel 5 Skelet *109*

    26   Beeldvormende diagnostiek bij coxartrose *111*
           S. van Opstal

    27   Beeldvormende diagnostiek bij reumatoïde artritis *115*
           M. Brink

    28   Beeldvormende diagnostiek bij halswervelinstabiliteit *119*
           M. Ariës

    29   Beeldvormende diagnostiek bij lage rugpijn *123*
           E. Niesten

    30   Beeldvormende diagnostiek bij wervelfracturen *127*
           F. van Eck

    31   Een MRI-onderzoek van de knie *131*
           M. Ploegmakers

Deel 6 Kinderen *135*

    32   Beeldvormende diagnostiek bij het idiopathic respiratory distress syndrome (IRDS) *137*
           G. Stege

    33   Beeldvormende diagnostiek bij pylorushypertrofie *141*
           E. Cremers

    34   Beeldvormende diagnostiek bij congenitale heupdysplasie (CHD) *145*
           E. Hermans

    35   Beeldvormende diagnostiek bij agressieve botprocessen *149*
           L.G. Grigoreva

    36   Beeldvormende diagnostiek bij actieve botprocessen *155*
           M. Smorenburg

    37   Beeldvormende diagnostiek bij een greenstickfractuur *159*
           A. Dirks

Deel 7 Diversen *161*

    38   Beeldvormende diagnostiek bij een polsfractuur *163*
           J. Ploegmakers

    39   Beeldvormende diagnostiek bij een collumfractuur *167*
           J. Ploegmakers

    40   Beeldvormende diagnostiek bij een zwelling in de mamma *171*
           A. van de Logt

    41   Een MRI-onderzoek van de uterus *175*
           M. Snoeren

    42   Een MRI-onderzoek van de prostaat *179*
           J. Veltman

Literatuur *183*

Register *189*

Inleiding

Dit boekwerk is tot stand gekomen door het werk van velen. Uniek in de opzet ervan is dat studenten, co-assistenten en arts-assistenten, niet alleen uit Nijmegen maar uit heel Nederland, verantwoordelijk zijn voor de samenstelling en inhoud van de teksten. In de loop van de collegejaren 2001-2004 zijn zij door ons uitgenodigd casuïstiek te verzamelen. Zij kregen daarbij het verzoek om voor elke casus de aanvraag, de radiologische techniek en het resultaat van het beeldvormend onderzoek te beschrijven. In het resultaat moest de terugkoppeling naar de vraagstelling zijn opgenomen. Hierdoor ontstond een collectie van alledaagse ziektebeelden, geplaatst tegen een radiologische achtergrond. De afzonderlijke, uitgewerkte casus dient gezien te worden als voorbeeld van een praktische gedachtegang in beeldvormende diagnostiek die bredere geldigheid bezit. Dit sluit aan bij het onderwijsconcept dat thans aan de Nederlandse universiteiten gebruikt wordt. De afdeling radiologie van het UMC St Radboud participeert in dit onderwijs al vele jaren en met succes.

Wij hebben ons gerealiseerd dat deze specifieke opzet een heldere opbouw van het boek vergt. In een viertal casus die onder het hoofdstuk 'techniek' geschaard zijn, wordt de noodzakelijke kennis van de technieken uitgewerkt: conventionele radiologie, CT, MRI en echografie. De specifieke toepassing van de verschillende radiologische technieken wordt per casus uitgebreid beschreven. In de vier orgaangebonden hoofdstukken – hoofd, borst, buik en skelet – zijn casus opgenomen die zowel het normale als het pathologische beeld bespreken. Daarnaast zijn er casus opgenomen van beeldvormende diagnostiek voor kinderen, ouderen, vrouwen en mannen.

Wij hebben gepoogd de casus zo goed mogelijk in een vergelijkbaar stramien te gieten waarbij bespreking van de aanvraag, de technische uitvoering en tot slot het resultaat van het radiologisch onderzoek aan bod komen. De aanvraag is meestal rechtstreeks overgenomen van de oorspronkelijke aanvraag, met al zijn tekortkomingen. Bij de casus in het hoofdstuk over de 'techniek' spelen de aanvraag en het resultaat een minder belangrijke rol en ligt de nadruk op de technische uitvoering. In de casus die een normaal beeld behandelen, ligt het zwaartepunt op het resultaat: de anatomische afbeelding van het gevraagde orgaan. De overige casus geven een meer algemene beschouwing van het betreffende ziektebeeld en de rol van de radiologie hierin. Elke casus wordt afgesloten met een beperkte selectie van beelden en de daarbij behorende beschrijving (radiologisch verslag), opnieuw om de verbinding met de dagelijkse praktijk zoveel mogelijk te behouden. Aan elke casus is een lijst met aandachtspunten toegevoegd die de casus in enkele hoofdpunten presenteert.

Met dit boek willen wij een praktische handreiking doen, niet alleen aan alle artsen (aanvragers) die dankzij de nieuwe digitale technieken hoe langer hoe meer met beelden van hun patiënten in aanraking zullen komen, maar ook aan de toekomstige artsen: studenten en co-assistenten die in hun opleiding zo vaak en zo terecht hebben aangegeven dat het lezen van radiologische beelden stiefmoederlijk wordt behandeld in hun opleiding.

Een dankwoord tot slot.
Dit boek is het product van de inzet van velen, wij schreven dit hierboven al. De studenten, co-assistenten en assistenten hebben met veel ijver de teksten aangeleverd, ook al wisten zij dat hun tekst (soms onherkenbaar) kon worden herschreven. Wij zijn hen veel dank verschuldigd.

Monique Brink heeft veel werk besteed aan het maken van de heldere figuren die de soms moeilijke beelden verduidelijken. Wij vinden dat zij uitstekend in haar opzet is geslaagd.

Tom Snijders en Heleen Dekker waren onze proeflezers. Kritisch, geduldig en vakkundig hebben zij de teksten nagekeken en ons gewezen op fouten. Mochten er desondanks nog fouten in de tekst staan, dan zijn alleen wij hier verantwoordelijk voor.

De uitgever BSL danken wij voor het in ons gestelde vertrouwen.

Tot slot danken wij de lezers, zeker als zij hun commentaar aan ons zouden willen doen toekomen zodat wij dit als correctie in een eventuele volgende druk kunnen opnemen.

Wij wensen u veel leesplezier.

Albert Lemmens, radioloog
Marcel Ariës, co-assistent
Nijmegen, UMC St Radboud, najaar 2004

Het vak radiologie

In de laatste vijftig jaar heeft de radiologie een adembenemende ontwikkeling doorgemaakt wat betreft de techniek van het afbeelden: echografie, computertomografie en magnetic resonance imaging hebben zich alle een vooraanstaande plaats verworven in het instrumentarium dat de radioloog, de clinicus en dus de patiënt ter beschikking staan. De mate waarin elk van deze technieken zijn unieke en specifieke bijdrage kan leveren aan de diagnostiek is het onderwerp van veel studie en er bestaat veel literatuur over de zin en de invulling van de techniek in het diagnostisch traject ten dienste van de patiënt. De soms verbluffende ontwikkeling van de nieuwe technologie heeft de horizon van het specialisme radiologie verlegd en maakt dat het vak hoe langer hoe aantrekkelijker wordt voor de intelligente student die de analytische benadering van het beeld een uitdaging vindt. Anders dan het, in het nabije verleden, nog zeer verbreide fenomeen dat meer dan de helft van de radiologen eerst een ander specialisme had geleerd, is thans de beoefening van de radiologie in handen van de primair in de radiologie geïnteresseerde arts die ervoor zorgt dat het aantal en de verscheidenheid van de verrichtingen groeit: interventieradiologie en driedimensionale beeldvorming ten behoeve van het voorbereiden van chirurgische en radiotherapeutische ingrepen zijn daarvan op dit moment de meest tot de verbeelding sprekende voorbeelden.

Beeldvorming wordt een steeds belangrijker schakel in het diagnostisch proces. Vanuit het vak radiologie is dit positief te noemen. Echter, de zowel relatief als absoluut hoge maatschappelijke kosten van deze ontwikkeling hebben een negatieve bijwerking. Doordat steeds vernuftiger technologie de kosten heeft doen toenemen, is het medische vak het doelwit geworden van bezuinigingen. De artsen dienen hierop strategisch doordachte antwoorden te formuleren: zij moeten begrijpen wat de gevaren zijn die hun vak bedreigen en wat er van hen verwacht wordt om meer kennis en begrip te kweken voor de waarde en inhoud van het diagnostisch proces, zowel bij overheden als bij patiënten.

In het traject van diagnostiek vervult de radiologie een vooraanstaande rol, die zonder de inzet en kunde van de radiologen niet mogelijk zou zijn. Het primaire proces van de radiologie loopt van de aanvraag van het onderzoek tot het aanleveren van de beoordeling en het beeld van het onderzoek. Dat wordt niet door machines gedaan maar door mensen, en de uitkomst moet altijd ten goede komen aan de patiënt. Wat er op een afdeling radiologie gebeurt is eigenlijk een afspiegeling van het ziekenhuis in zijn geheel. Vele gegevens moeten door vele mensen worden samengebracht, op een adequate en patiëntvriendelijke manier worden verwerkt en voorzien van een gedegen commentaar weer worden medegedeeld aan de gebruikers. Dit primaire proces kan in de radiologie bij uitstek omschreven worden als datamanagement. Het is niet voldoende om binnen een vastgestelde tijd een interpretatie van het beeld klaar te hebben en er dan maar op te vertrouwen dat de aanvrager dit dan wel vindt en begrijpt. Om het diagnostisch proces te optimaliseren is het noodzakelijk dat de overdacht van informatie, van vraagstelling tot uitslag, wordt gevat in een keurig traject waarbij gegarandeerd wordt dat de juiste informatie, al dan niet voorzien van een beeld, op de juiste tijd en voorzien van het juiste advies beschikbaar is voor de aanvragende arts. Het goed integreren van deze kennis en kunde in de dagelijkse gang van zaken in het ziekenhuis zal niet alleen leiden tot een betere diagnostiek, maar ook tot een beter begrip bij de aanvrager en de patiënt. Het is de plicht van de radioloog de clinicus terzijde te staan bij diens werk voor de patiënt, maar daarom is het nodig dat ook de clinicus weet heeft van de radiologische technieken en achtergronden om zo, in een goede samenwerking, het beste resultaat voor de patiënt te verkrijgen. Het optimaal benutten en implementeren van de nieuwe technologische ontwikkelingen vergt een kruisbestuiving van alle disciplines in de ziekenhuisorganisatie. Klinische en radiologische vaardigheden, kennis en kunde zowel op afdelings- als op ziekenhuisniveau dienen met elkaar het gesprek en de samenwerking aan te gaan. Het zal de student, maar meer nog de co-assistent, zijn opgevallen hoe centraal de radioloog en de afdeling radiologie in het ziekenhuis functioneren. Dat is ook logisch, gezien het feit dat elke opgenomen patiënt gemiddeld 4,2 maal per opname in contact komt met de afdeling radiologie. Radiologie is vraagbaak en ondersteuner en de aanvrager moet kunnen vertrouwen op het werk van de radioloog, maar van de andere kant zal de radioloog niet buiten de juiste informatie en ondersteuning van de aanvrager kunnen, wil hij betrouwbaar kunnen zijn.

Voor de student en de co-assistent betekent dit dat zij zich moeten realiseren dat de radioloog niet de fotograaf is die op verzoek plaatjes van een bepaald formaat of kwaliteit levert die hij dan zelf kan bekijken. Het radiologische proces van diagnostiek bestaat immers uit een combinatie van het lezen van de beelden en het koppelen van dit beeld aan de anatomische of pathologische verandering van het weefsel. Afhankelijk van de eigenschappen van de gekozen technieken of vaardigheden leidt dit tot een interpretatie van het beeld: een conclusie die wordt getrokken op basis van wetenschappelijke feiten in combinatie met technische achtergronden. Een complex proces dat ervoor zorgt dat een radiologisch beeld, anders dan een schilderij, moet worden beoordeeld op zijn bruikbaarheid en niet op zijn schoonheid of interessantheid. De radioloog is de centrale figuur in dit proces van diagnostiek. Hij adviseert voor elke aanvraag de juiste techniek en voorziet de verkregen beelden van een betrouwbare interpretatie en, waar nodig, van een zinvol advies. Maar het diagnostisch proces is en blijft vooral teamwork van de betrokken partijen, waarbij kennisuitwisseling vooropstaat. Hoe beter de ene arts weet hoe de andere werkt, hoe meer dit ten voordele van de patiënt zal zijn. Vandaar dit boek, dat probeert een praktische handreiking te zijn voor de arts om zich te verdiepen in de achtergronden en het werk van de radioloog. Voorwaar een moeilijk, maar ook een dankbaar vak, een vak dat in een ziekenhuis vaak een spilfunctie vervult.

Prof. dr. J.G. Blickman
Hoofd afdeling Radiologie, UMC St Radboud, Nijmegen

Deel 1 **Techniek**

1 De techniek van de conventionele radiologie (CR)

R. Lamberts

> Een 76-jarige vrouw is bekend met coxartrose en heeft daarvoor een totale heupprothese links. Nu komt de patiënt voor controle omdat ze pijn in de rechterheup heeft na een val.

De aanvraag

Medische gegevens
Vrouw, 76 jaar, met heupprothese links.
Patiënt komt voor controle na val.
Aangevraagd onderzoek
Röntgenonderzoek bekken.
Vraagstelling
Uitsluiten fractuur.

Bespreking

De aanvraag

De aanvraag en de medische gegevens bevatten de noodzakelijke en nuttige informatie waarom de foto gemaakt wordt en wat voor afwijkingen verwacht kunnen worden. In de evaluatie van de patiënt met een totale heupprothese wordt gelet op de stand, tekenen van loslating of verschijnselen van mogelijke complicaties zoals een infectie. Bij de vraagstelling 'uitsluiten fractuur' wordt gelet op onderbrekingen in de continuïteit van het bot.

Een röntgenfoto maakt structuren met een hoge weefseldichtheid zoals bot zichtbaar, evenals lucht, vocht en grenzen tussen de weefsels (met verschillende weefseldichtheden). Bij een goede opnametechniek kan informatie verkregen worden over de ossale structuren, grensvakken rondom het prothesemateriaal, wekedelencontouren en de aanwezigheid van vocht of lucht.

Hoewel CT (computertomografie) of MRI (magnetic resonance imaging) uitgebreidere, meer gedetailleerde informatie kunnen verstrekken ten aanzien van bot en respectievelijk weke delen, zijn deze technieken minder geschikt voor de vraagstelling bij deze patiënt, omdat de wachttijden te lang zijn en omdat ze ook veel duurder zijn. Daarbij komt dat de aanwezigheid van een prothese van metaal veel artefacten veroorzaakt bij beide technieken. Inderdaad is bij deze vraagstelling de gewone bekkenfoto de beste methode van beeldvorming.

De techniek

Röntgenstraling is een vorm van elektromagnetische straling die tot stand komt door een wisselwerking van snelle, energierijke elektronen met materie. Deze interactie wordt gegenereerd in een röntgenbuis, waarin zich een kathode en anode bevinden. Door een potentiaalverschil (de buisspanning) tussen kathode en anode op te wekken, ontstaat van kathode naar anode een elektronenstroom: de buisstroom. De elektronen versnellen in de ruimte en bombarderen de anode. Bij deze interactie komt röntgenstraling vrij.

Röntgenstraling bestaat uit twee componenten, de remstraling en de karakteristieke straling. De kwaliteit van de röntgenstraling wordt bepaald door de buisspanning en de kwantiteit door de buisstroom. De buisspanning wordt uitgedrukt in kilovolt (kV) en kan variëren van 20 tot 250 kV. De buisstroom wordt uitgedrukt in milliampère (mA) en kan variërend van 1 mA bij doorlichting tot 1000 mA bij het maken van foto's. De kwaliteit van de foto wordt bepaald door de combinatie van de buisspanning, de buisstroom en de belichtingstijd (uitgedrukt in seconden).

Beeldvorming met behulp van röntgenstraling is gebaseerd op het feit dat röntgenstraling wordt verzwakt (geabsorbeerd) door weefsels en dat de mate van verzwakking afhankelijk is van de chemische samenstelling en de dichtheid van die weefsels. Bij het maken van een röntgenfoto dient men rekening te houden met het streven naar de optimaal diagnostische foto, maar ook met het ALARA-principe (de dosis is *as low as reasonably acceptable*).

De transmissie van de uitgezonden straling wordt geregistreerd en verwerkt. Vroeger gebeurde dit uitsluitend in de vorm van klassieke foto's, thans wordt meestal gewerkt met digitale beelden. Er zijn verschillen in de verwerking, maar niet in de techniek van beide manieren. Bij de klassieke techniek wordt de door de patiënt niet geabsorbeerde straling in een fluorescerend scherm geabsorbeerd en omgezet in licht. Dit licht belicht de film, die na ontwikkeling de klassieke röntgenfoto oplevert. Bij de digitale röntgentechniek belicht de uittredende straling een fosforplaat, waardoor een latent beeld wordt gevormd. Dit latente beeld wordt uitgelezen door middel van een infraroodlaser, waarbij violet licht wordt afgegeven. De intensiteit van dit licht is een maat voor de ter plaatse gedetecteerde hoeveelheid röntgenstraling. De zo opgeslagen signaalverschillen worden vervolgens uitgelezen en omgevormd tot een beeld.

Positionering
Bij CR wordt gestreefd naar een opname in twee richtingen, loodrecht op elkaar (derde dimensie). Bij de heup is een zijdelingse opname niet mogelijk, omdat er te veel overprojectie ontstaat. De opnamen die wel gebruikt worden zijn de 'faux profile'- of de axiale opname. Indien de patiënt het been kan of mag roteren, wordt bij voorkeur een 'faux profile'-opname gemaakt, omdat met deze opname een goede indruk verkregen kan worden van het mediale heupgewricht. Binnen zes weken na het plaatsen van de prothese of wanneer geen beweging mogelijk is, wordt een axiale opname gemaakt. Deze opname wordt normaal gemaakt indien het van belang is een goede indruk te verkrijgen van het collum. Postoperatief wordt de axiale opname gemaakt om een indruk te verkrijgen van de stand van het acetabulum.

Risico's bij röntgenverrichtingen
Röntgenstraling is een elektromagnetische (dus geen radioactieve!) straling. Omdat röntgenstraling ioniserende straling is, bestaat er een risico voor de gezondheid. Met name de snel delende weefsels, zoals gonaden, beenmerg, slijmvliezen en huid, zijn gevoelig voor ioniserende straling. De straling kan op cellulair niveau twee soorten beschadiging veroorzaken, namelijk celdood en mutatie. Uitingen van celdood zijn huiderytheem, staarvorming en steriliteit. Deze directe, zogeheten deterministische effecten treden alleen op als de drempeldosis wordt overschreden. Door mutaties in lichaamscellen kunnen maligne tumoren ontstaan. Deze kansgebonden, zogeheten stochastische effecten treden op na een bepaalde latentietijd. De kans op dit soort schade na de latentietijd neemt toe met de hoeveelheid ontvangen straling. Bij risicoschattingen wordt vaak een lineair verband verondersteld tussen deze kans en de stralingsdosis.

De stralingsbelasting wordt uitgedrukt in de grootheid 'effectieve dosis', uitgedrukt in millisievert (mSv). De effectieve dosis heeft betrekking op stochastische effecten en varieert per onderzoek van 0,001 tot 25 mSv. Bij onderzoek van zwangere vrouwen bedraagt de embryodosis gemiddeld enkele mSv en maximaal enkele tientallen mSv. De bovengrens is ongeveer 30 mSv. Röntgenonderzoek van de zwangere vrouw moet natuurlijk zoveel mogelijk worden vermeden, maar zwangerschap is geen absolute contra-indicatie. Ter vergelijking: de achtergrondstraling bedraagt in Nederland ongeveer 2 mSv per persoon per jaar. De wettelijke jaarlimiet voor mensen die werken met röntgentoestellen en/of nucleaire stoffen is 20 mSv.

Het afdekken van de gonaden met behulp van een loodplaatje of loodportemonnee wordt gedaan afhankelijk van de gevraagde informatie (het lood kan een gedeelte van de beeldinformatie afdekken), de sterilisatietoestand en/of de leeftijd van de patiënt (< 50 jaar). Indien het voor het onderzoek niet uitmaakt, wordt bescherming gegeven indien gewenst door de patiënt. Bij een eerste opname wordt geen bescherming toegepast, zodat het hele bekken en eventuele pathologie beoordeeld kunnen worden.

Het resultaat

Bij het beoordelen van een bekken of heup op volwassen leeftijd op een (goede) röntgenfoto wordt systematisch naar diverse aspecten gekeken. Allereerst wordt gekeken of er voldaan is aan de criteria voor de aangevraagde foto (zijn alle anatomische structuren afgebeeld en zijn ze goed afgebeeld?). Vervolgens wordt, indien mogelijk, vergeleken met de opname die direct postoperatief gemaakt is, dan wel de laatst gemaakte opname om de prothese, het bot en nieuwe (of progressie van) pathologie te evalueren. Voor fracturen wordt de continuïteit van het bot gecontroleerd en voor heupprothesen, zoals in deze casus, wordt gekeken naar aanwijzingen voor eventuele complicaties van de prothese. Er wordt gekeken naar de stand van de steelprothese en de acetabulumcomponent en er wordt vergeleken met de oude foto's om veranderingen van het aangrenzende bot en de weke delen te ontdekken. Naar aanleiding van de bevindingen kan een advies gegeven worden voor nadere of andere diagnostiek.

De beelden

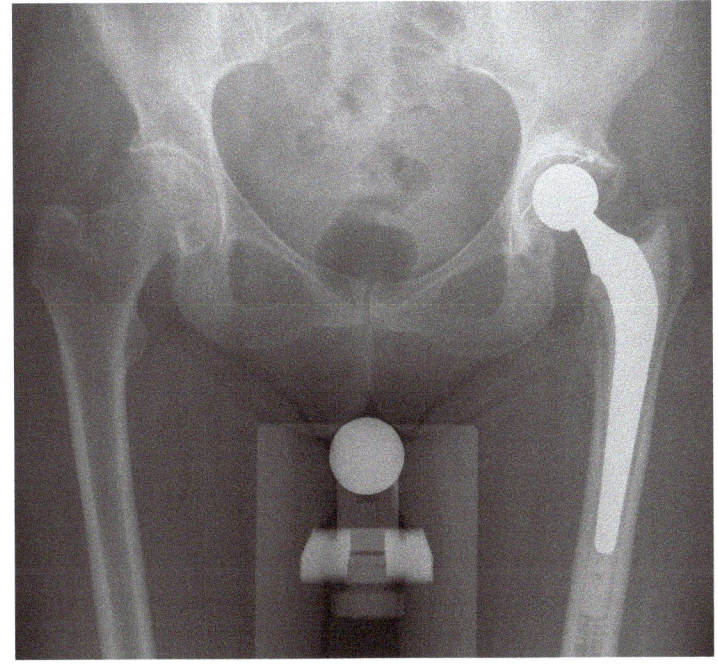

Figuur 1.1

Beschrijving van de beelden

Figuur 1.1 is een AP-opname van het bekken. De femurprothese links bestaat uit metaal, dat op het beeld als een witte vorm zichtbaar is. Dat geldt niet voor de acetabulumprothese, want die bestaat uit kunststof; alleen de metalen markeringsdraad is als een witte lijn zichtbaar. De beide prothesedelen worden omgeven door een minder witte cementmantel. De steel van de steelprothese wordt afgesloten naar het distale femur met een kunststof plug. Patiënt is op een speciale tafel gepositioneerd waar een centrale markering met maatvoering is ingebouwd. Dit is de vreemde structuur, te zien in het midden. Let er verder op dat bij deze vraagstelling niet het gehele bekken, maar wel de hele prothese is afgebeeld. Zou patiënt geen prothese hebben, dan zou ook de bekkenkam zijn afgebeeld.

In de hier afgebeelde structuren is geen onderbreking van de botgrenzen zichtbaar die zou kunnen wijzen op een fractuur. Ook is de positie van de beide heupen normaal. Deze foto is derhalve geïnterpreteerd als zonder fracturen wat betreft de aangedane (rechter) zijde en ongewijzigd wat betreft de prothese (links).

Kernpunten

Conventionele radiologie:
- is een ruim beschikbare techniek voor snelle beeldvorming;
- geeft goede afbeeldingen van bot (wit) en lucht (zwart), maar niet van spieren en/of weke delen;
- is een techniek die een schaduwbeeld geeft, waardoor er vele overprojecties ontstaan;
- wordt bij voorkeur in twee richtingen loodrecht op elkaar gemaakt om de ruimtelijkheid van de structuur te bepalen en het probleem van overprojecties te bestrijden;
- kent een (gering) risico door de ioniserende straling.

2 De techniek van de computertomografie (CT)

W. Pels

Een 62-jarige vrouw is bekend met een mammacarcinoom. In de planning voor therapie wordt een CT thorax aangevraagd om metastasen uit te sluiten.

De aanvraag

Medische gegevens
Vrouw, 62 jaar, bekend met mammacarcinoom.
Aangevraagd onderzoek
CT thorax.
Vraagstelling
Uitsluiten van longmetastasen in verband met planning therapie.

Bespreking

De aanvraag

In deze casus wil de arts zeker zijn dat de therapie voor deze ernstige aandoening zo goed mogelijk kan worden ingesteld. In zijn overwegingen kunnen metastasen de aard van de therapie veranderen. Dat is een diagnose met hoge urgentie die tot aanpassing van het medisch handelen noopt. Als techniek is CT vergelijkbaar met CR en dus geschikt voor structuren die lucht of bot bevatten (zie casus 1 in het deel Techniek). Doordat de CT een scantijd heeft van enkele seconden tot twee minuten is het mogelijk om de patiënt ademhalingscommando's te geven zodat er beelden zonder bewegingsartefacten ontstaan.

De techniek

De aangevraagde techniek, CT, is een techniek waarbij net als bij conventionele radiologie gebruik wordt gemaakt van röntgenstralen. Het grote verschil ligt in het feit dat conventionele radiologie als resultaat een schaduwbeeld heeft waarbij de stralen door het totaal van de belichte structuren vallen, terwijl CT een reconstructiebeeld is. Bij CT gaan de röntgenstralen in een dunne bundel loodrecht door de structuur heen en vormen dan een afbeelding van een plak. Vele plakken maken een CT-onderzoek. De plak is een reconstructie van de absorptie (zeg maar het zwart of wit) van een punt en zijn plaats in de ruimte. Om dit voor elk punt in het geheel van het te scannen gebied te kunnen doen, wordt gebruikgemaakt van computers en de bijbehorende reconstructieprogramma's. Deze techniek kon dus alleen ontwikkeld worden dankzij de komst van de computer. In 1963 bedacht de Engelse ingenieur Hounsfield een methode om met de computer de kleine verschillen in absorptie te versterken en te berekenen, waardoor er absorptieverschillen in weefsels zichtbaar worden. Deze verschillen zijn uitgedrukt in *Hounsfield units* (HU), genoemd naar de ontdekker. Weefsel met een laag Hounsfield-getal, zoals vetweefsel, laat veel stralen door en is zwart op de afbeelding. Hoge Hounsfield-getallen passen bij veel absorptie: bot en contrast tonen wit op de afbeelding.

Net zoals bij de conventionele radiologie wordt er bij CT door de patiënt heen gestraald. Bij de conventionele opname gebeurt dit met straling uit een vaste röntgenbuis; bij een CT-scan worden de beelden echter gemaakt door een röntgenbuis die rond de patiënt draait. De straling die niet geabsorbeerd is, wordt opgevangen door een ring van detectoren. Punt voor punt wordt de intensiteit van de doorvallende bundel geregistreerd en opgeslagen in het computergeheugen. Steeds wordt de doorvallende bundel gemeten en worden waarden aan de computer toegevoerd. Uit al deze gegevens berekent de computer de absorptie in vele zeer kleine gebieden (voxels). Uit de zeer grote aantallen metingen vanuit vele hoeken is de computer in staat de röntgenabsorptie in elke voxel te berekenen en om te zetten in een grijstint. Al deze voxels samen geven een snedevlak. Omdat de patiënt ligt en de röntgenbundel rond hem draait, is dit altijd een dwarsdoorsnede. Op CT-opnamen kijken wij naar de verschillende intensiteiten. Vet, vocht en lucht zijn zwart, bot en contrastvloeistof zijn wit.

Bij een multislice-CT-scan zijn er geen stroomkabels meer tussen de draaiende buis en het toestel zelf: een slipring geeft zowel de elektrische stroom als de verkregen digitale beeldinformatie door langs glijdende contacten. Dit heeft als grote voordeel dat de buis kan blijven ronddraaien zonder telkenmale te moeten terugkeren naar de beginpositie. Een onderzoek wordt nu uitgevoerd in één glijdende beweging terwijl de buis blijft ronddraaien. De verkregen informatie heeft als het ware de vorm van een spiraal of een springveer. Door de informatie via speciale logaritmen te bewerken kunnen doorsneden van de patiënt worden verkregen. Ook is het mogelijk de punten in een andere volgorde of richting bij elkaar te plaatsen zodat driedimensionale reconstructies ontstaan. Deze reconstructies kunnen echt driedimensionaal zijn, waarbij de oppervlakte van de afgebeelde structuur kan worden berekend, of een doorsnede in de lengterichting, zodat er als het ware CT-plaatjes in de lengterichting ontstaan. Naast volumereconstructies zijn ook oppervlaktereconstructies mogelijk. Welke reconstructie gemaakt wordt, hangt af van de vraagstelling.

Een gewone computertomograaf heeft één ring van detectoren, een multislice-computertomograaf heeft meerdere ringen. Een multislice-CT die vier ringen van detectoren heeft, verkrijgt bij elke rotatie viermaal zoveel informatie. Eenzelfde volume kan dus viermaal zo snel worden gescand of in dezelfde tijd met veel dunnere sneden (meer detail) worden uitgevoerd.

Zwangerschap is een relatieve contra-indicatie, afhankelijk van de fase in de zwangerschap, evenals metalen implantaten in het gebied van interesse (deze geven artefacten, de zogeheten *scatter*) en patiënten die recent een bariumonderzoek hebben ondergaan (ook barium veroorzaakt scatter). Patiënten die te dik zijn passen niet op de onderzoekstafel.

Het nadeel van CT is de hoge stralingsdosis, die varieert van 2,7 tot 5,2 mSv. Dat is aanzienlijk hoger dan bij conventionele radiologie. Daarnaast neemt de stralingsdosis toe naarmate men meer coupes maakt. Frequent wordt gebruikgemaakt van contrastmiddelen (op jodium gebaseerd), die soms allergische reacties kunnen veroorzaken. Een voordeel van CT is dat er weinig kans is op bewegingsartefacten, omdat het verkrijgen van beelden slechts seconden tot enkele minuten in beslag neemt. Vergeleken met een conventionele röntgenfoto krijg je meer informatie, mede omdat je in verschillende richtingen reconstructies kunt verkrijgen. Omdat de stralingsbelasting echter aanzienlijk is, is het van belang om je te realiseren dat voor een CT-scan een harde indicatie nodig is. Je moet uitsluiten of je met andere technieken de vraag niet beter of patiëntvriendelijker kunt beantwoorden. De voor- en nadelen moeten worden afgewogen en op basis van deze afweging moet een beslissing worden genomen.

Een CT van de thorax wordt gemaakt in liggende houding (rug op tafel en hoofd naar de scanner gericht), waarbij eerst een korte overzichtsopname wordt verkregen met een lage stralingsdosis. Het gebied van interesse wordt nu geselecteerd en wordt gescand. Daarbij gelden de volgende overwegingen:
– is de patiënt goed op de tafel gepositioneerd?
– is bij de overzichtsopname een niet te groot gebied verkregen?
– hoe dik moeten de doorsneden zijn?

In de praktijk wordt gebruikgemaakt van geoptimaliseerde protocollen. Nadat de CT-beelden zijn verkregen, worden ze gereconstrueerd. Een aantal criteria voor een goed verricht onderzoek zijn: het gebied van interesse staat op de opnamen, de plakdikte is qua grootte voldoende (de structuren die je wilt visualiseren zijn van een bepaalde grootte, dus de plakdikte moet niet dikker zijn), de patiënt is goed gepositioneerd (symmetrisch en recht op tafel).

Het resultaat

Het beoordelen van CT-opnamen vindt plaats aan de hand van de transversale doorsneden. Er wordt schematisch te werk gegaan. Allereerst wordt gekeken of alle structuren zijn afgebeeld. Van elke zichtbare structuur wordt bepaald of deze normaal of afwijkend is. Door de verschillen in dichtheid te meten, wat op de computer makkelijk kan, is het mogelijk een weefselkwaliteit toe te kennen aan de radiologische dichtheid. In principe is er geen verder beeldvormend onderzoek nodig wanneer met de toegepaste techniek een antwoord op de vraagstelling is gevonden.

De beelden

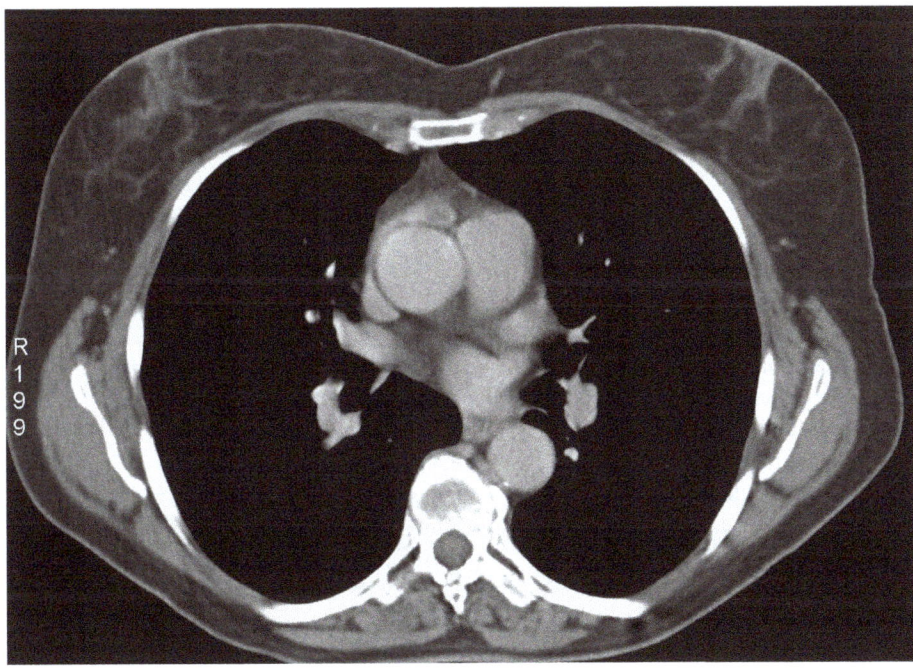

Figuur 2.1

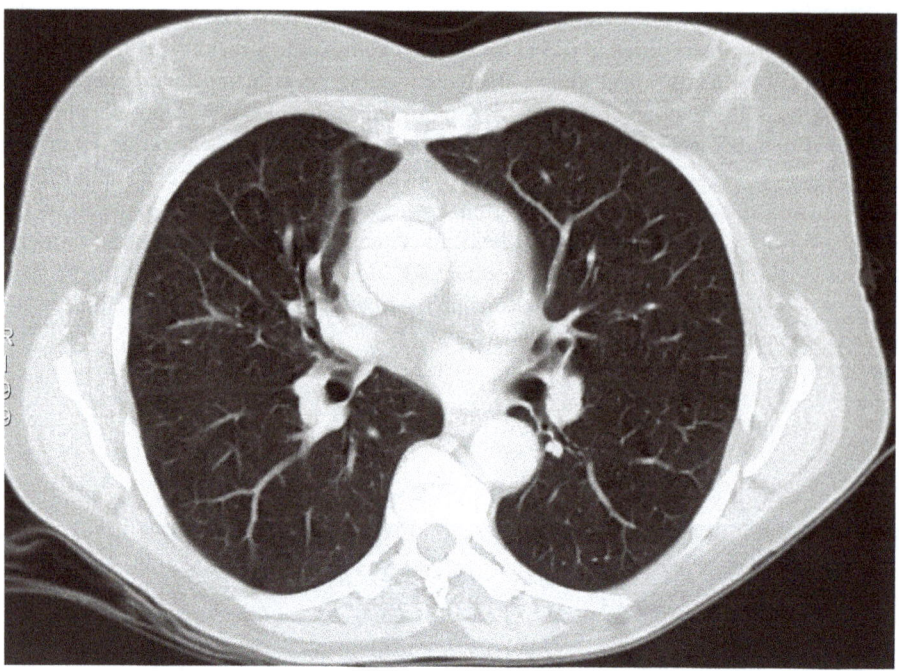

Figuur 2.2

Beschrijving van de beelden
Figuur 2.1 is een transversale doorsnede ter hoogte van de hilus met contrastwaarde, waardoor de vaatstructuren beter te zien zijn. De afbeelding met longwaarden op ditzelfde niveau (figuur 2.2) laat een betere afbeelding van het longweefsel zien. Op beide afbeeldingen zijn geen afwijkingen te zien, met name geen pathologisch vergrote klieren in de hilus of kleine metastasen in de meer perifere longgebieden.

Kernpunten

CT:
- is een reconstructiebeeld en geen schaduwbeeld;
- is de methode van voorkeur bij verdenking op subtiele afwijkingen;
- is de methode van voorkeur indien een afbeelding nodig is zonder overprojectie (locatiebepaling);
- is de methode van voorkeur indien een onderzoek kort moet duren of geen bewegingsartefacten mag tonen;
- is duurder dan conventionele radiologie en is minder ruim beschikbaar;
- kent een hogere stralingsbelasting.

3 De techniek van de magnetische resonantie (MR)

J. Fütterer

Een 40-jarige vrouw komt wegens onbegrepen hoofdpijn. Op basis van zijn onderzoek kan de arts de ziekte multipele sclerose (MS) niet uitsluiten. De arts vraagt een MR van de hersenen aan.

De aanvraag

Medische gegevens
Vrouw, 40 jaar. Klinische verdenking op MS.
Aangevraagd onderzoek
MRI hersenen.
Vraagstelling
Radiologische tekenen van MS?

Bespreking

De aanvraag

De aanvraag bevat een verzoek tot een afbeelding, maar daar moet wel de vraagstelling mee beantwoord kunnen worden. De kennis van het ziektebeeld heeft ertoe geleid dat een MRI aangevraagd werd en geen CT van de hersenen. MRI kan de witte en grijze hersenstof beter van elkaar onderscheiden dat CT. Wanneer dit onderscheid van belang is dient men dus altijd een MRI als techniek te kiezen en niet CT.

De techniek

Magnetic resonance imaging (MRI) is evenals CT een reconstructietechniek. Afbeeldingen worden verkregen doordat computers en de bijbehorende programma's de gemeten punten kunnen voorzien van een waarde (witheid/zwartheid) en van hun plaats in de ruimte. MRI is gebaseerd op de principes van nucleaire magnetische resonantie (NMR). De techniek werd echter liever MRI genoemd dan NMRI vanwege de negatieve betekenis van het woord 'nucleair' in de late jaren zeventig. De principes waarop MRI berust zijn geheel anders dan die van bijvoorbeeld de conventionele röntgentechnieken. Anders dan bij conventionele röntgentechnieken, waarbij het signaal door een röntgenbuis of een andere stralingsbron wordt uitgezonden, wordt bij MRI het signaal waarmee de afbeeldingen worden gemaakt (kernspinresonantie) door de patiënt zelf uitgezonden. Dit signaal bestaat uit radiogolven die, in tegenstelling tot röntgenstraling, niet schadelijk zijn voor het menselijk lichaam. Met MRI kunnen weke delen zichtbaar worden gemaakt, die met behulp van röntgentechnieken nauwelijks te onderscheiden zijn. MRI is om deze reden vaak een uitbreiding van of aanvulling op conventioneel röntgenonderzoek.

Bij MRI komt de patiënt te liggen in een lange tunnel die een sterke magneet bevat, zodat er een homogeen magneetveld ontstaat waarin de hele patiënt is gelegen. Met dit veld worden de lichaamsprotonen gemagnetiseerd en gericht (noord-zuid) doordat deze zich als miniatuurmagneetjes gedragen. Naar deze gerichte protonen worden radiogolven uitgezonden van een golflengte die de magneetjes als het ware doen resoneren waarbij ze energie uit de radiogolven in zich opnemen. Als de radiogolf wordt gestopt, wordt de eerder opgenomen energie weer uitgezonden als een signaal waarin allerlei bijzonderheden van het weefsel zijn opgeslagen. Uit deze signalen kan de computer de samenstelling van de verschillende weefsels berekenen en ze in de vorm van een doorsnede weergeven. Weefsels of structuren waarin geen protonen aanwezig zijn, zoals lucht of bot, geven geen signaal en zijn zwart op de scan. Ook hangt het signaal af van de duur van de periode waarin de radiogolven worden uitgezonden, omdat hiermee bepaalde kenmerken van de magnetisatie tot uiting worden gebracht. Zo kan men zogeheten T1-gewogen beelden reconstrueren waarop het signaal voor vetweefsel hoog is en als wit op de afbeelding te zien is, terwijl structuren die veel vocht bevatten, zoals liquorruimten, in deze beelden donker zijn. Bij een andere sequentie, waarbij het uitgezonden signaal op een andere frequentie ligt, worden waterrijke weefsels juist wit omdat ze een hoger signaal terugzenden (T2). Door de keuze van de T1- of T2-weging kan men van de weefsels bepaalde aspecten zichtbaar maken.

MRI kent ook contra-indicaties. Het hebben van een pacemaker is een contra-indicatie, maar het hebben van kunstkleppen in het hart is in het algemeen geen contra-indicatie, zeker als deze langer dan twee maanden in situ zijn en geen metaal bevatten. Implantaten (cochlea-implantaten, heup- of knieprothesen) zijn geen contra-indicatie, maar kunnen wel het beeld ernstig verstoren doordat ze het magneetveld beïnvloeden. Vaatclips in de hersenen zijn soms een contra-indicatie, omdat zij onder invloed van de magneet en de pulssequenties kunnen bewegen. Patiënten mogen niet te dik zijn, anders passen ze niet in de nogal nauwe tunnel. Daarnaast mogen patiënten geen claustrofobie hebben vanwege het liggen in deze nauwe tunnel. Vanwege de lange tijdsduur van het MRI-onderzoek (tussen de twintig en veertig minuten per onderzoek) is niet elke patiënt ervoor geschikt, bijvoorbeeld patiënten met de ziekte van Parkinson die niet stil kunnen liggen.

In het algemeen geldt dat weefsels met een hoog vet- of watergehalte goed met MRI zijn af te beelden, maar dat solide structuren zonder protonen (pezen en botten) niet echt geschikt zijn voor onderzoek met MRI; hier is CT de betere methode.

In de toekomst zal met name de functionele MRI (fMRI) vele toepassingen laten zien. Hierbij worden de eigen elektrische signalen van de hersenen gebruikt om de eigenschappen van het gezonden en ontvangende signaal te veranderen. Zo kunnen gebieden met verhoogde hersenactiviteit worden afgegrensd van gebieden met lage of normale activiteit. Ook op het gebied van de vaatafbeeldingen zijn er nog ontwikkelingen te verwachten waarbij niet alleen het vat zelf maar ook de doorstroming afgebeeld kan worden: magnetischeresonantieangiografie (MRA).

Het resultaat

Bij een routineonderzoek van de hersenen met MRI worden alle afgebeelde structuren beoordeeld op hun normale anatomie en worden de T1-gewogen beelden vergeleken met de T2-gewogen afbeeldingen. Hierdoor kan een uitspraak gedaan worden of een weefsel een meer vettige of een meer waterige structuur heeft. In deze casus is de afwijking gelokaliseerd in de witte, vettige structuren van de hersenen, waar in geval van MS kenmerkende signaalveranderingen zichtbaar worden op de MRI-opname. Dit is dus bij deze patiënt het beste onderzoek.

De beelden

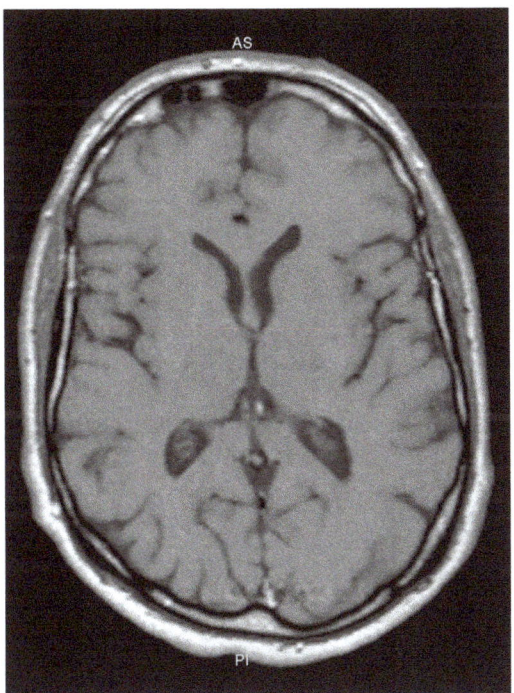

Figuur 3.1

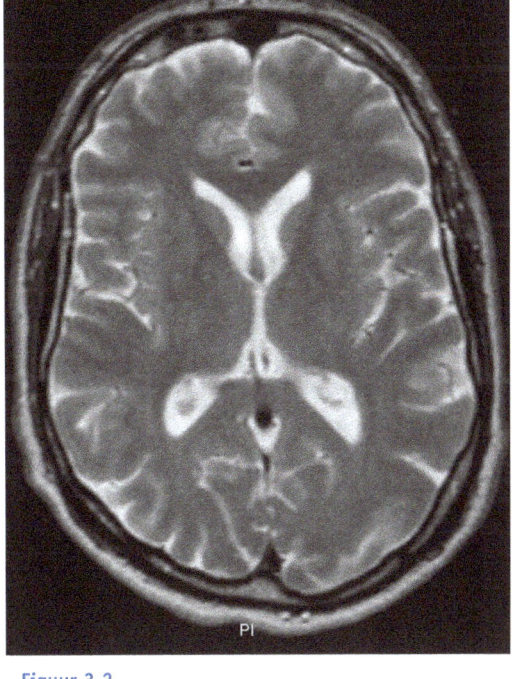

Figuur 3.2

Beschrijving van de beelden

Figuur 3.1 is een T1-gewogen afbeelding. Hier is het signaal van het vetweefsel wit en worden de weefsels met een hoge vochtcomponent zwart(er) afgebeeld. Figuur 3.2 is een afbeelding in de T2-gewogen sequentie. Op deze opname neemt het signaal van het vet af (maar wordt niet zwart) en worden de weefsels of structuren die met vocht gevuld zijn wit.

Op de figuren 3.1 en 3.2 is de doorsnede op het niveau van de zijventrikels zichtbaar. Deze zijn gevuld met vocht, net als de ruimte tussen de hersenvliezen en het hersenweefsel. Hierdoor worden de gyri goed zichtbaar, omdat de sulci met vocht zijn opgevuld. Op met name de T2-opname is een verschil zichtbaar tussen de zwartere grijze stof en de wat lichtere witte stof. Kennis van de anatomie is nodig om hierin pathologische signaalveranderingen te kunnen herkennen en eventueel te duiden. Bij deze patiënt werden geen afwijkingen gevonden en zijn de bovenstaande beelden (slechts twee uit een serie van 48) voorbeelden van een normale MRI van de hersenen.

Kernpunten

MRI:
- is vooral een afbeelding voor vetweefsel en weefsel met een hoge vochtcomponent;
- laat weefseldifferentiatie toe juist op basis van de verschillen in signaal tussen deze weefselsoorten;
- is excellent voor hersentumoren en wekedelentumoren;
- is een techniek in ontwikkeling;
- is geen goede manier om weefsels met weinig of geen vet of water (zoals bot- en peesweefsel) af te beelden;
- kent contra-indicaties zoals vaatclips in de hersenen;
- is ongeschikt voor claustrofobische patiënten;
- is ongeschikt voor mensen die niet lang kunnen stilliggen.

4 De techniek van de echografie (Echo)

D. de Koning

Een 43-jarige man met acute heftige buikpijnklachten meldt zich op de Spoedeisende Hulp. Hij heeft geen specifieke voorgeschiedenis en weinig specifieke klachten. Palpatie is vanwege de pijnklachten moeilijk uit te voeren. Gedacht wordt aan een darmontsteking, waarbij een perforatie niet kan worden uitgesloten.

De aanvraag

Medische gegevens
Man, 43 jaar, met acute heftige klachten van de buik, die moeilijk te onderzoeken is.
Aangevraagd onderzoek
Echografisch onderzoek van de buik.
Vraagstelling
Aanwijzingen voor vrij vocht?

Bespreking

De aanvraag

De vraagstelling is helder: zijn er aanwijzingen voor vrij vocht in de buik? Indien vrij vocht aangetoond kan worden, wijst dit op ernstige prikkeling van de intraperitoneale structuren en misschien zelfs op lekkage van darminhoud in de buikholte. De aangevraagde techniek past goed bij de vraagstelling, aangezien echografie vocht uitstekend kan afbeelden. Verder is echografie snel en zonder veel ongemak voor de patiënt toe te passen, desnoods terwijl de eerstehulparts zijn onderzoek nog verder afmaakt. Deze techniek is dus voor deze aanvraag de beste keuze.

De techniek

Bij echografie wordt gebruikgemaakt van ultrageluidsgolven. Ultrageluid ontstaat wanneer elektrische pulsen in een handzender (de transducer) met behulp van een piëzo-elektrisch kristal worden omgezet in ultrageluidsgolven. Wanneer deze ultrageluidsgolven botsen op de te onderzoeken structuren worden ze teruggekaatst, weer opgevangen door de transducer en omgezet in een elektrisch signaal. Dit zenden en ontvangen heeft een bepaalde looptijd. Door het product van de geluidssnelheid en het tijdsverschil tussen zenden en ontvangen door twee te delen, kan men de afstand tot het object bepalen. De terugontvangen pulsen worden bewerkt tot een visueel te beoordelen beeld en weergegeven op een monitor. Bij het echografisch onderzoek wordt veelal gebruikgemaakt van een sectortransducer, die een in de diepte uitwaaierend beeld geeft, wat als voordeel heeft dat men gemakkelijker moeilijk te bereiken plaatsen kan bekijken. Het hart kan bijvoorbeeld op deze wijze tussen de ribben door worden bekeken. Een nadeel van de sectortransducer zijn de vervormingen in het oppervlakkige beeld. De gekozen frequentie is afhankelijk van het orgaan dat men wil scannen. Dieper gelegen organen scan je met een lage frequentie, hoger gelegen organen met een hoge frequentie. In de echografie worden frequenties van 1 tot 10 MHz gebruikt.
Echografie is een dynamisch onderzoek, waarbij

het gebied dat wordt onderzocht in ten minste twee richtingen wordt bekeken. De patiënt ligt op een tafel, de huid wordt vrijgemaakt en overdekt met een geluidsgeleider (een gel) die zorgt dat er overal even goed contact met de weefsels ontstaat, zodat het signaal zo weinig mogelijk gestoord wordt. Op de monitor worden de diepte van de te onderzoeken weefsels en het optimale beeldcontrast ingesteld.

Echografie kan een tweedimensionaal beeld leveren, de B-mode. Het principe van deze techniek is dat verschillende weefselovergangen door variatie in de akoestische impedantie verschillende signalen (echo's) teruggeven. Aan de echo's worden verschillende grijswaarden toegekend: sterke echo's worden lichter afgebeeld dan zwakkere echo's. Het resulterende beeld bestaat uit een samenstel van witte lijnvormige structuren, die de sterke echo's op de grensvlakken weergeven, en donkere velden waar geen echo's zijn opgetreden en het geluid dus zonder te weerkaatsen is gepasseerd. Reflecties van dieper gelegen structuren komen zwakker terug dan die van oppervlakkige structuren. Om de reflecties naar behoefte sterker of zwakker af te beelden, kan men de ontvangst (de *gain*) instellen.

Naast de B-mode bestaat er ook een M-mode, een ééndimensionale weergave, uitgeschreven in lijnen. Uitgezet tegen de tijd geeft deze een beeld van de beweging van het gebied van interesse. Hiermee kunnen de bewegingen van het hart en de hartkleppen, maar ook de richting en snelheid van de bloedstroom worden geregistreerd. Beweegt het bloed bijvoorbeeld naar de transducer toe, dan wordt er een hogere frequentie teruggezonden dan het oorspronkelijke signaal. Beweegt het bloed van de transducer af, dan wordt er een lagere frequentie teruggezonden. Het bloed dat richting de transducer komt wordt boven de nullijn weergegeven, bloed dat van de transducer afstroomt wordt onder de nullijn weergegeven. De teruggezonden frequenties worden omgezet in een dopplerspectraalanalyse. De snelheid van het bloed wordt weergegeven in de hoogte van het dopplersignaal.

De beeldkwaliteit van een echo wordt onder andere bepaald door:

- de laterale resolutie;
- de axiale resolutie;
- het contrast in het beeld;
- de artefacten.

De laterale resolutie is de afstand die twee naast elkaar liggende reflecterende oppervlakken minimaal moeten hebben om ze nog gescheiden te kunnen waarnemen. De axiale resolutie is de afstand die twee achter elkaar liggende reflecterende oppervlakken minimaal moeten hebben om ze nog gescheiden te kunnen waarnemen. Artefacten kunnen bijvoorbeeld optreden wanneer één geluidspuls tussen twee reflectoren weerkaatst en men dus meerdere echo's krijgt van één puls.

Echografie heeft nadelen in gebieden met een sterke weerkaatsing, zoals dat gebeurt door bot, of met een verspreide weerkaatsing, zoals wanneer er lucht (darmgas) aanwezig is. In gevallen waarbij het weefsel door bot of lucht wordt overdekt, is echografie dan ook niet de methode van voorkeur. Daarentegen heeft echografie een hoge gevoeligheid voor vocht. Weefsels of structuren met vocht kunnen daarom goed in beeld worden gebracht.

Het resultaat

Echografie vereist grote handigheid van de uitvoerder van het onderzoek. Doordat de handzender in elke mogelijke vorm of richting geplaatst kan worden, is een goede anatomische kennis en een goede kennis van de doorsnedeanatomie een eerste vereiste. Daarnaast levert het onderzoek een serie dynamische beelden op die als een film de bewegingen van de transducer volgen. De uitvoerder kiest een aantal momentopnamen uit deze serie ter illustratie, maar een echografisch onderzoek wordt beoordeeld op het geheel van de beelden. Hierdoor is de schriftelijke neerslag van de bevindingen (het verslag) bij het echografisch onderzoek veel belangrijker dan de paar beelden die willekeurig gekozen zijn door de uitvoerder. Echografie is daarom eerder een radiologische vaardigheid te noemen dan een radiologische afbeeldingstechniek.

De beelden

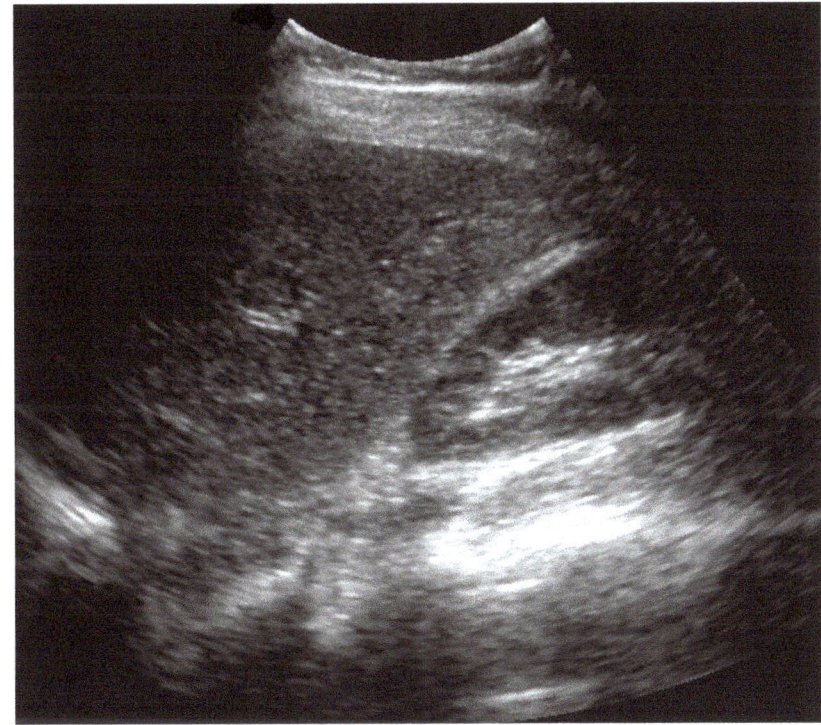

Figuur 4.1

Beschrijving van de beelden

Bij de vraagstelling van vrij vocht in een pijnlijke buik wordt er allereerst gelet op de patiënt om diens ongemak niet te vergroten. Eerst wordt er gekeken naar de diepste punten waar het vocht zich in eerste instantie zal verzamelen. De figuur laat de rechternier zien en een deel van de lever. De ruimte tussen de lever en de nier wordt de Morison-pouch (de subhepatische ruimte) genoemd. De grenzen van de nier en de grenzen van de lever worden als witte lijnvormige structuren weergegeven. Vocht zou in dit gebied een echoarm (zwart) signaal hebben laten zien.

Echografie is eigenlijk het beste te zien als een videobeeld. Deze momentopname uit het onderzoek is voor beoordeling onvoldoende. De beelden vormen veeleer de illustraties bij de afwijkingen die tijdens het onderzoek worden gevonden en zo worden beschreven in het verslag. Het hier uitgevoerde onderzoek bleek volledig normaal; er waren geen aanwijzingen voor vrij vocht in de buik.

Kernpunten

Echografie:
- is geen anatomisch beeld maar een afbeelding van weerkaatsingen van geluidsgolven op anatomische of pathologische grensvlakken;
- is een vaardigheid en de beschrijving van het onderzoek is belangrijker dan de afbeelding;
- is een goede keuze om structuren en weefsels die vocht bevatten af te beelden;
- is slecht in het afbeelden van weefsel die lucht of bot bevatten;
- is een patiëntvriendelijk onderzoek;
- kan naast anatomische beelden ook informatie over bewegende systemen (hart, bloed) geven;
- is alleen mogelijk als er een goed huidcontact mogelijk is met de transducer;
- kent veel storende factoren.

Deel 2 Hoofd

5 Het normale CT-onderzoek van de hersenen

M. Claessen

Een man van 29 jaar is, na een aanrijding, met zijn fiets gevallen en met de linker gelaatshelft op een muurtje terechtgekomen. Hij is enig tijd buiten bewustzijn geweest en kan zich het ongeval niet goed meer herinneren. Patiënt is helder, reageert adequaat en bij het lichamelijk onderzoek worden geen afwijkingen gevonden.

De aanvraag

> Medische gegevens
> Man, 29 jaar, val met fiets, op linker gelaatshelft terechtgekomen. Bewustzijnsverlies en retrograde amnesie.
> Aangevraagd onderzoek
> CT hersenen.
> Vraagstelling
> Zijn er aanwijzingen voor een of meer intracraniële bloeding(en) of contusies?

Bespreking

De aanvraag

De aanvraag heeft betrekking op het uitsluiten van een intracraniële bloeding na een adequaat trauma capitis zonder afwijkingen bij het lichamelijk onderzoek (er zijn geen aanwijzingen voor een schedelbasisfractuur). In de (hetero)-anamnese zijn geen redenen aanwezig om andere oorzaken voor de val op het hoofd dan de aanrijding te overwegen. Er is een blanco voorgeschiedenis zonder hoofdpijn en epileptische insulten of cardiale problemen. Gezien het normale klinische beeld wordt een normale CT-scan van het cerebrum verwacht. Dit beeldvormend onderzoek is de methode van voorkeur om een bloeding of contusie uit te sluiten.

De techniek

De patiënt wordt voor het routineonderzoek met zijn rug op de tafel van de CT gelegd. Het hoofd wordt gefixeerd in een houder. Allereerst wordt een overzichtsbeeld gemaakt (een zogeheten topogram) waarop de axiale (transversale) coupes worden uitgezet. De dikte van de coupes (dwarsdoorsneden) van de schedel varieert van 4 tot 8 mm. In geval van afwijkingen in het gebied van de schedelbasis worden er door middel van een reconstructieprogramma aanvullende doorsneden gemaakt met een dikte van 1 mm. De patiënt hoeft hiervoor niet opnieuw gescand te worden.

De transversale coupes worden ingesteld met een hoek van ongeveer 20° naar achteren ten opzichte van de horizontale as, zodat ze parallel lopen aan de lijn tussen de ooghoek en de gehoorgang. Dit vlak, ongeveer parallel aan de schedelbasis, wordt het canthus-meatusvlak genoemd. Het aantal coupes is afhankelijk van de grootte van het hoofd, maar gemiddeld zal een CT-scan van de hersenen ongeveer 22 tot 24 dwarsdoorsneden bevatten. Op dit moment (2004) is de duur van een standaard CT-scan zonder contrast op een multislice-CT ongeveer één minuut. Het totale onderzoek met positionering van de patiënt en het reconstrueren van de beelden duurt ongeveer 15 minuten. Voor verdere achtergronden wat betreft de werking van de CT wordt verwezen naar casus 2 in het deel Techniek.

Het resultaat

Bij de beoordeling van een CT-scan (met zijn wisselende hoeveelheid beelden) is de normale anatomie altijd uitgangspositie voor de beoordeling. De CT-beelden worden vanaf de onderzijde bekeken, waarbij de linkerhelft dus altijd rechts op het beeld is gelokaliseerd. De systematiek van het kijken is een persoonlijke zaak. Men kan van boven naar beneden, van links naar rechts of van centraal naar perifeer het beeld beoordelen. Belangrijk is natuurlijk de symmetrie waarbij het beeld links en rechts niet of nauwelijks mag verschillen.
Bij het beoordelen van een blanco CT-beeld van de hersenen is het herkennen van de centrale en laterale sulcus belangrijk omdat hiermee de anatomische grenzen bekend zijn. Ook het benoemen van de onderdelen van het ventrikelsysteem behoort bij de eerste zaken van het lezen van een CT van de hersenen. De frontale kwab wordt dorsaal begrensd door de centrale sulcus (de sulcus van Rolando). Achter de centrale sulcus begint de pariëtale kwab die aan de onderzijde wordt begrensd door de laterale fissuur (de fissura Sylvii). Onder de fissura Sylvii bevindt zich de temporale kwab. Het ventrikelsysteem bestaat uit twee laterale ventrikels (met een frontaal, temporaal, occipitaal en centraal deel) die door middel van een T-vormig foramen (het foramen van Monro) verbinding hebben met de derde ventrikel. Via de aquaeductus Sylvii wordt de vierde ventrikel bereikt, die via de foramina van Luschka (lateraal) en het foramen van Magendie (posterieur) in open verbinding staat met de cerebrospinale vloeistof (liquor). De vierde ventrikel loopt uit in het centrale kanaal van het ruggenmerg. Omgeven door het ventrikelsysteem zijn centraal de basale ganglia te vinden waarvan de voornaamste zijn de nucleus lentiformis, de nucleus caudatus en daarnaast de thalamus.
Te hoge dichtheden op een CT zonder contrast (wit) kunnen wijzen op verkalkingen of verse bloedingen. Te lage dichtheden (zwart) wijzen niet alleen op vet of lucht, maar ook op weefselverlies of weefseldestructie. De klinische setting maakt een interpretatie meer of minder waarschijnlijk. Van belang is de herkenning van de signalen die wijzen op klinisch gevaarlijke of urgente situaties zoals bloedingen, verplaatsingen of asymmetrie.

De beelden

Beschrijving van de beelden
Van de serie van de 24 beelden die bij deze patiënt werden verkregen zijn er vier afgebeeld. Gescand werd in en parallel aan het canthus-meatusvlak. De afbeelding van de schedelbasis laat normale luchthoudende sinus en een normale luchthoudendheid van de mastoïden zien. De ossale structuren in het gebied van het middenoor en de orbita zijn intact (deze beelden zijn hier niet afgebeeld).
De hersenstructuren rond de pons, in het gebied van de cirkel van Willis en het gebied rond de vierde ventrikel laten geen afwijkingen zien (figuur 5.1). De *midline* en de structuren ter weerszijden hiervan zijn niet verplaatst. Figuren 5.2 en 5.3 tonen een normale grootte en symmetrisch beeld van de ventrikels. De beide zijventrikels vertonen geen verdringing en zijn normaal slank. Figuur 5.4 laat zien dat de breedte van de gyri en sulci normaal is en dat zij geen vervaging (oedeem) of verdringing (massawerking) vertonen. Er is een normaal aspect van de perifere liquorruimten. Binnen het parenchym zijn geen densiteiten zichtbaar die passen bij een bloeding (wit) of een contusie (zwart/grijs). Conclusie: een normaal CT-beeld van de hersenen.

5 HET NORMALE CT-ONDERZOEK VAN DE HERSENEN

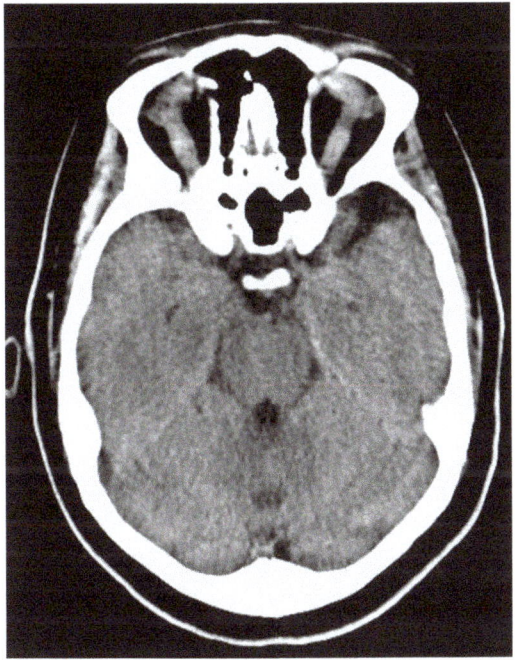

Figuur 5.1

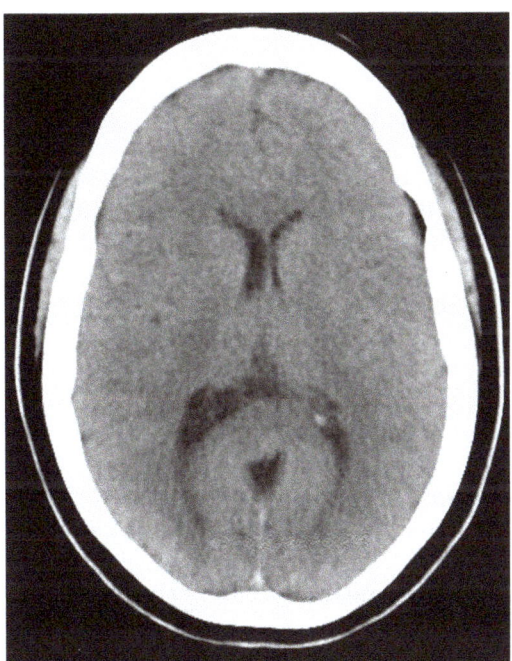

Figuur 5.2

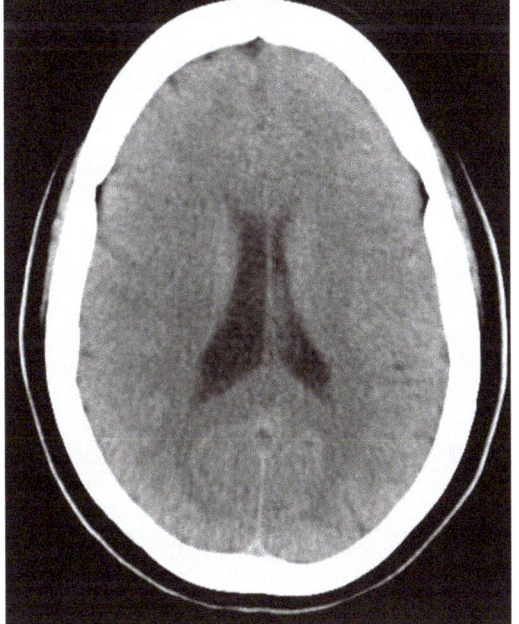

Figuur 5.3

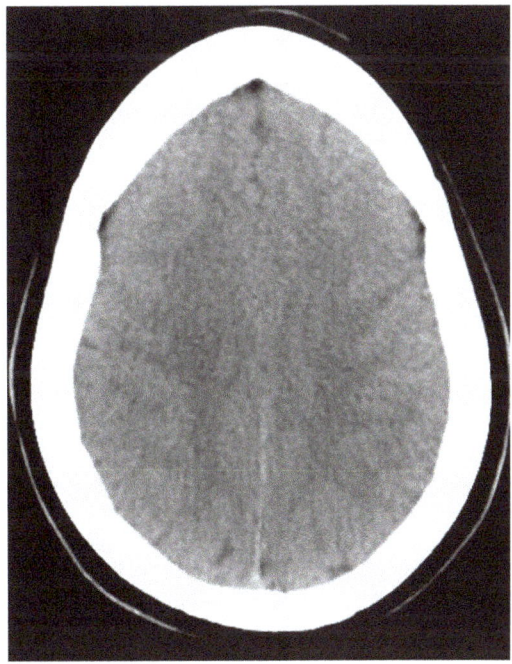

Figuur 5.4

Kernpunten

De CT van de hersenen:
- is de techniek van voorkeur om een verse bloeding aan te tonen of uit te sluiten;
- is de methode van voorkeur bij patiënten die een adequaat trauma capitis hebben ondergaan;
- is een alternatieve (maar mindere) methode bij patiënten met een contra-indicatie voor MRI;
- is niet de methode van voorkeur bij een patiënt verdacht voor een ruimte-innemend proces (in dit geval kiest men voor MRI);
- is ongeschikt bij de vraagstelling multipele sclerose en andere specifieke afwijkingen van merg en/of schors.

6 Het normale MRI-onderzoek van de hersenen

R. Smeenk

Een man van 20 jaar is bekend met epilepsie, vermoedelijk van frontale origine. Op verzoek van de patiënt wordt een MRI van de hersenen gemaakt om afwijkingen uit te sluiten. Anamnese en lichamelijk onderzoek leveren geen verdere bijzonderheden op.

De aanvraag

Medische gegevens
Man, 20 jaar, bekend met frontale epilepsie.
Op verzoek patiënt MRI hersenen.
Geen neurologische uitval.
Aangevraagd onderzoek
MRI hersenen.
Vraagstelling
Uitsluiten epileptogene afwijkingen?

Bespreking

De aanvraag

Bij het aantonen of de beoordeling van pathologie van het hersenparenchym is MRI de onderzoeksmethode van voorkeur. In de hier gepresenteerde casus moet een ruimte-innemend proces (RIP), een congenitale afwijking of een lokale corticale afwijking als mogelijke verklaring voor de epilepsie worden uitgesloten.

De techniek

De patiënt wordt met het hoofd gepositioneerd in een hoofdspoel, een soort kooiconstructie rondom het hoofd. Hierdoor worden de uitgezonden signalen met de minste signaalverstoring opgevangen. Beelden kunnen gemaakt worden in verschillende richtingen en volgens verschillende sequenties. Op indicatie kan met contrastmiddel (gadolinium) gescand worden. Al deze keuzes worden gemaakt op geleide van de klinische vraag. Anders dan bij CT kan met MRI in meerdere richtingen worden gescand. De drie hoofdrichtingen zijn:
– transversaal, de doorsneden lopen dwars op de lichaamsas;
– coronaal, de doorsneden lopen van voor naar achter;
– sagittaal, de doorsneden lopen van rechts naar links.

De transversale beelden worden over het algemeen evenwijdig aan het canthus-meatusvlak gemaakt en zijn dus goed vergelijkbaar met de standaard CT-beelden van de hersenen. Beelden in het coronale vlak geven een goede weergave van structuren als de hypofyse en de hippocampus. Sagittale beelden geven de relatie tussen hoger en lager gelegen structuren, zoals tussen de ventrikels of tussen hemisferen en hersenstam, goed weer. Voor verdere beschrijving van de techniek wordt verwezen naar casus 3 in het deel Techniek.

Het resultaat

Bij het beoordelen van een MRI van de hersenen is het goed zich te realiseren dat de normale anatomie uitgangspunt blijft voor de beoordeling van de beelden. De normale anatomie en de gekozen signaalintensiteit zijn maatgevend voor het ontdekken van pathologie. In het algemeen geldt dat op de beelden met T1-weging het vet een sterker signaal zal geven (en vethoudende structuren dus witter zijn), en dat dit op de T2-gewogen beelden het geval zal zijn voor vocht. Afhankelijk van het MR-apparaat en de gebruikte instellingen is het mogelijk tussen de verschillende weefsels te differentiëren en eventuele pathologische veranderingen zichtbaar te maken. Als voorbeeld van verschillende scansequenties en hun bijbehorende indicaties wordt in tabel 6.1 een overzicht gegeven dat in de praktijk gebruikt kan worden.

In de normale fysiologische situatie laten de hersenstructuren op transversale opnamen een symmetrisch beeld zien. Als er asymmetrie wordt waargenomen in de vorm of densiteit van structuren, is er vaak sprake van pathologie. Lokale afwijkingen, zoals ruimte-innemende processen, kunnen zorgen voor massawerking en verschuiving van de denkbeeldige scheidingslijn tussen beide hemisferen naar links of rechts (*midline shift*). Hierbij kan specifiek worden gelet op de positie van het septum pellucidum (de afscheiding tussen het mediale deel van de zijventrikels) en de vorm van de ventrikels.

Direct om de hersenstam bevindt zich de liquorruimte, die via foramina met de vierde ventrikel communiceert. Via de aquaeductus Sylvii staat deze in verbinding met de derde ventrikel, waarna het liquorsysteem (ook goed zichtbaar op sagittale scans) zich via de foramina van Monro voortzet in de beide zijventrikels. Bij een hydrocephalus worden de ventrikelruimten groter, waarbij de temporale hoorns van de zijventrikels vaak maatgevend zijn. Als er tekenen zijn van hydrocephalus, moet met grote nauwkeurigheid gekeken worden naar de voorkeurslocaties van obstructie, te weten de foramina van Monro, de aquaeductus en de vierde ventrikel.

Het oppervlak van het cerebellum bestaat uit talrijke folia, wat zorgt voor een ribbelig uiterlijk op de MRI-beelden. Bij cerebellaire atrofie is de ruimte tussen de folia toegenomen. De cortex van beide cerebrale hemisferen wordt beoordeeld op het al dan niet aanwezig zijn van een symmetrisch beeld van de gyri en sulci. De gyri kunnen ten opzichte van de sulci aan volume hebben ingeleverd, hetgeen kan wijzen op atrofie.

Het onderscheid tussen witte en grijze stof is het duidelijkst waar te nemen op de T2-gewogen en de *inversion recovery*-opnamen. Met deze weging is het tevens mogelijk de basale ganglia te onderscheiden en kan worden bepaald of een laesie zich bevindt in de witte dan wel grijze stof, hetgeen bij bepaalde ziektebeelden van belang kan zijn, denk aan multipele sclerose (MS).

Tabel 6.1 *Verschillende MRI-scansequenties*

Scanprotocol	Zichtbare structuren	Indicaties
T1-gewogen	Vet, 'flow'-effecten, methemoglobine, gadolinium.	Vrijwel alle indicaties (weergeven anatomie).
T2-gewogen	Liquor, oedeem, extracellulair methemoglobine.	Vrijwel alle indicaties (aantonen pathologische processen).
Fluid-attenuated inversion recovery (FLAIR)	T2-variant met goed onderscheid tussen liquor (donker) en pathologisch vocht (licht).	Periventriculaire afwijkingen.
Short tau inversion recovery (STIR)	Goed contrast tussen vet en pathologische (vochthoudende) structuren.	Onder andere beenmergafwijkingen.

6 HET NORMALE MRI-ONDERZOEK VAN DE HERSENEN

De beelden

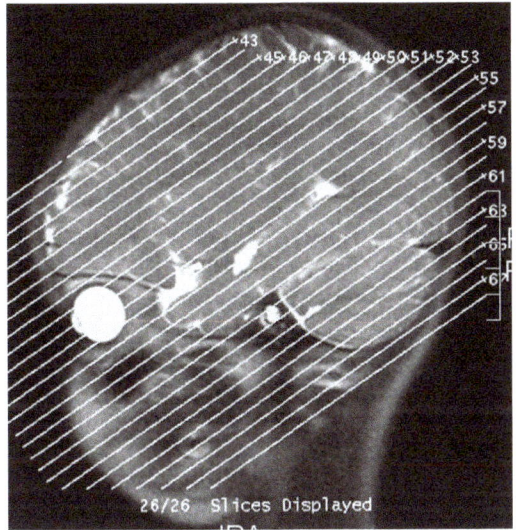

Figuur 6.1

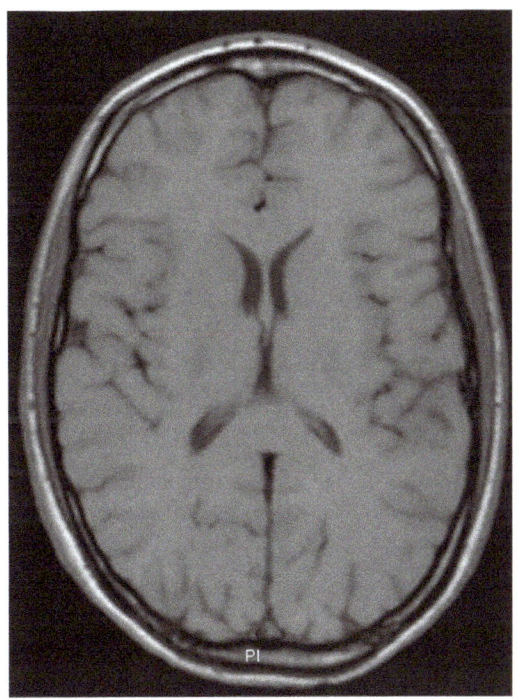

Figuur 6.2

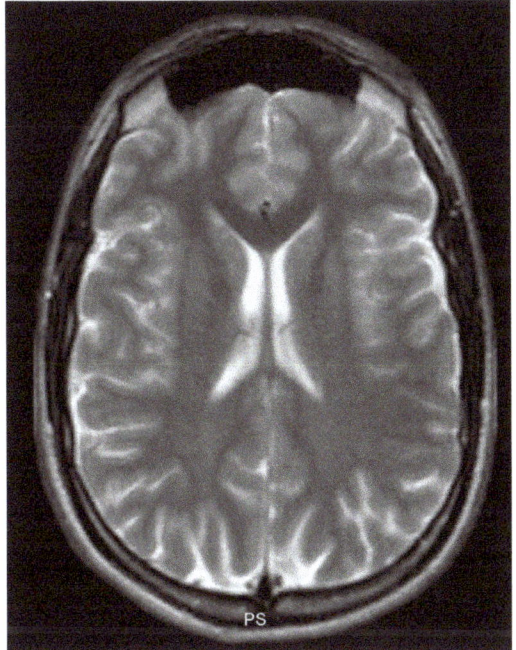

Figuur 6.3

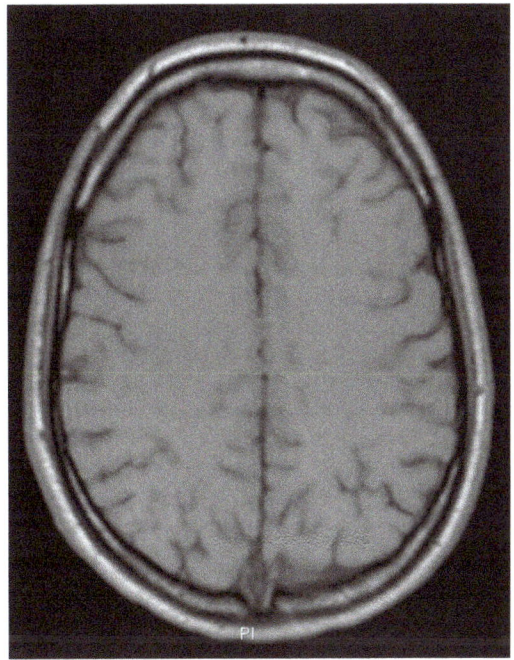

Figuur 6.4

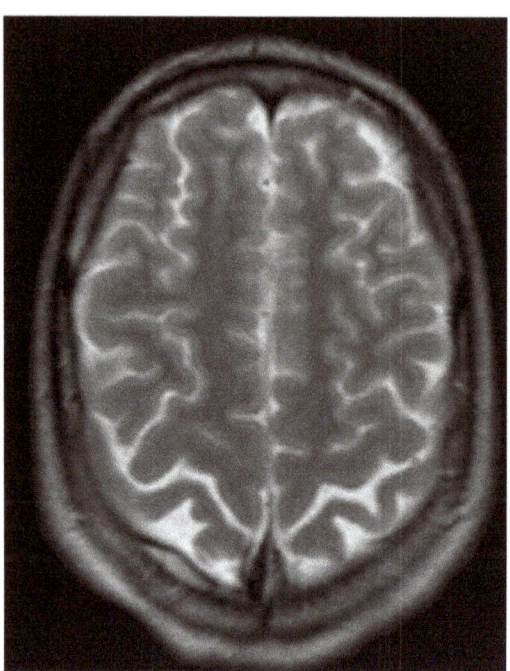

Figuur 6.5

Beschrijving van de beelden
Gescand werd in het canthus-meatusvlak (figuur 6.1) met T1- (figuren 6.2 en 6.4) en T2- (figuren 6.3 en 6.5) gewogen sequenties. Op de gemaakte opnamen is een normale positie van de anatomische structuren te zien, zonder verplaatsing van de *midline*. De configuratie van het ventrikelsysteem is normaal (symmetrisch beeld). Noch op het T1-, noch op het T2-beeld zijn pathologische signaalveranderingen te zien. De gyri en sulci hebben een normale vorm en grootte. Er zijn geen afwijkingen rond de hersenstam. De parenchymateuze signalen zijn normaal, met name van de frontale kwab. Ook alle andere intracraniële structuren tonen een normaal beeld. Conclusie: een radiologisch normaal MR-beeld van de hersenen.

Kernpunten

MRI:
- is bij uitstek geschikt voor het aantonen of uitsluiten van pathologie van het hersenparenchym en is daarin superieur aan een CT-scan van de hersenen;
- de gebruikte pulssequentie en beeldrichting van het onderzoek worden bepaald door de aard van de ziekte en de vraagstelling met daarbij behorende consequenties;
- het is ook bij routineonderzoek nodig om voldoende weefseldifferentiatie te verkrijgen door gebruik te maken van T1- en T2-gewogen pulssequenties;
- bij het beoordelen van de beelden is de symmetrie van de structuren (net als bij CT) erg belangrijk;
- bij te verwachten vaatpathologie dient een aparte sequentie te worden gebruikt, de magnetischeresonantieangiografie (MRA);
- bij de vraagstelling tumor, abces of ontsteking wordt het MRI-onderzoek altijd met contrast uitgevoerd, omdat daarmee het proces duidelijk onderscheiden wordt van het overige hersenweefsel.

7 Beeldvormende diagnostiek bij een intracerebraal vaatincident (CVA)

R. Groenen

Een 54-jarige man wordt tijdens het autorijden plotseling onwel. Hij braakt en heeft plots hoofdpijn. Patiënt is in het verleden door de huisarts voor hypertensie behandeld. Sinds vijf jaar is de medicatie echter gestopt omdat de bloeddruk normaal bleef. Bij onderzoek wordt bij de (rechtshandige) patiënt een parese van de linker lichaamshelft vastgesteld.

De aanvraag

Medische gegevens
Man, 54 jaar, hypertensie in de voorgeschiedenis. Thans acuut ontstane hemiparese links.
Aangevraagd onderzoek
CT hersenen.
Vraagstelling
Is er sprake van een intracerebrale bloeding of infarct?

Bespreking

De aanvraag

Op grond van de acuut ontstane hemiparese is het zeer waarschijnlijk dat het bij deze patiënt om een bloeding dan wel een infarct in de hersenen gaat, hetgeen ook wel een cerebrovasculair accident (CVA) wordt genoemd. Bij een CVA is differentiatie noodzakelijk tussen beide, aangezien de behandeling totaal verschillend is. Ongeveer 15% van de CVA's wordt veroorzaakt door een bloeding, de overige 85% is onbloedig. Het infarct wordt veroorzaakt door verstopping van de aanvoerende vaten en kan door middel van trombolytica korte tijd na het ontstaan van de klachten worden opgelost. Bij een acute bloeding zal deze therapie echter een tegengesteld effect hebben en verslechtering van het beeld geven.
De belangrijkste oorzaken van een acute afsluiting zijn lokale trombosen en emboliëen vanuit de beide carotiden en het hart. Bloedingen ontstaan in de meerderheid van de gevallen als gevolg van hypertensie, zeker bij ouderen. Gezien de voorgeschiedenis van de patiënt worden de symptomen waarschijnlijk veroorzaakt door een bloeding, maar een infarct kan op dit moment nog niet worden uitgesloten. Indien er sprake is van een herseninfarct en de diagnose binnen drie uur na het ontstaan van de symptomen bekend is,

kan onder bepaalde voorwaarden een behandeling door middel van trombolyse gestart worden. Het is dus zaak om zo spoedig mogelijk een bloeding uit te sluiten. Een CT-scan van de hersenen zonder contrast is voor deze vraagstelling de meest aangewezen techniek.

De techniek

Normaal hersenweefsel heeft een gemiddelde röntgendichtheid en wordt op een CT dus als een grijze massa afgebeeld. Anders dan bij MRI is er bij CT slechts beperkte differentiatie tussen witte en grijze stof mogelijk. Afwijkingen binnen de schedel kunnen zichtbaar worden door een abnormale dichtheid of door een verandering van de normale anatomische verhoudingen, en soms door beide. Weefsels met veel vocht, bijvoorbeeld oedeem en hersenvocht, zijn hypodens (donker). Bloed buiten het vaatstelsel heeft in de acute fase een relatief hoge röntgendichtheid (door de grote hoeveelheid proteïnen die de straling absorberen) en is dus als een witte vlek zichtbaar (hyperdens). Contrast kan een bloeding maskeren omdat de dichtheid van het contrast gelijk is aan die van de bloeding; contrasttoediening is dus niet geïndiceerd bij een dergelijke vraagstelling. Geïnfarceerd hersenweefsel heeft een lage dichtheid en zal dus donker zijn in vergelijking tot het omringende weefsel.
Let wel, de eerste tekenen van een infarct treden op na 4 tot 6 uur, maar de eerste afwijkingen op een CT-beeld treden niet eerder op dan 24 tot 48 uur na het ontstaan van de eerste verschijnselen. Bij de eerste afwijkingen van een infarct op een CT-beeld hoort oedeemvorming met verminderde differentiatie tussen de witte en grijze stof en verstrijking van het gyrus-sulcuspatroon. Het oedeem wordt uiteindelijk zichtbaar als een hypodense regio. Na enige dagen tot weken wordt dit gevolgd door necrose, waarbij het weefsel door de verminderde weefseldichtheid en het verhoogde watergehalte nog hypodenser wordt.

Het resultaat

De CT-beelden laten een verse bloeding zien ter plaatse van de basale kernen, de thalamus en de capsula interna rechts (figuur 7.1) Dit gebied wordt van bloed voorzien door de lenticulostriatale arteriën (voornamelijk afkomstig uit de a. cerebri media) en de thalamoperforante arteriën (voornamelijk uit de a. communicans posterior). Deze bloedvaten zijn erg gevoelig voor hypertensie, hetgeen verklaart waarom ongeveer 75% van de hypertensieve bloedingen ontstaat in het gebied van de basale ganglia. Ongeveer 25% van de patiënten met een hypertensieve intracerebrale bloeding overlijdt binnen twee dagen.
Bij deze patiënt werd de CT-scan binnen vier uur na het CVA gemaakt. Er is dan sprake van een 'verse' intracerebrale bloeding. Binnen enkele minuten na de bloeding ontstaat een stolsel of hematoom met een hyperdens aspect. Normaal gesproken wordt een hematoom langzaam afgebroken en geresorbeerd, waardoor het aspect van het CT-beeld zal veranderen. Gedurende een tot zes weken na de bloeding is het hematoom hyperdens; daarna krijgt het de kleur van het omliggende hersenweefsel (isodens). Uiteindelijk blijft door de lokale beschadiging een restafwijking over die bestaat uit een ruimte opgevuld met liquor of steunweefsel, meestal met een hypodens aspect.
Bij beoordeling van een CT-scan met een bloeding moet goed gekeken worden naar het massa-effect van het hematoom. Hierbij zijn asymmetrieën van de ventrikels en het parenchym van belang. Ook een verschuiving van het midden van de hemisferen (*midline shift*) is belangrijk: deze kan een voorbode zijn van dreigende inklemming. Door compressie van de vierde ventrikel en/of de aquaeductus Sylvii (vooral bij bloedingen in de achterste schedelgroeve) kan een obstructieve hydrocephalus ontstaan. Ook kan een bloeding doorbreken in de ventrikels (hyperdense gebieden in de liquorruimtes). Massa-effect, *midline shift*, hydrocephalus en doorbraak in de ventrikels zijn slechte prognostische tekenen.

De beelden

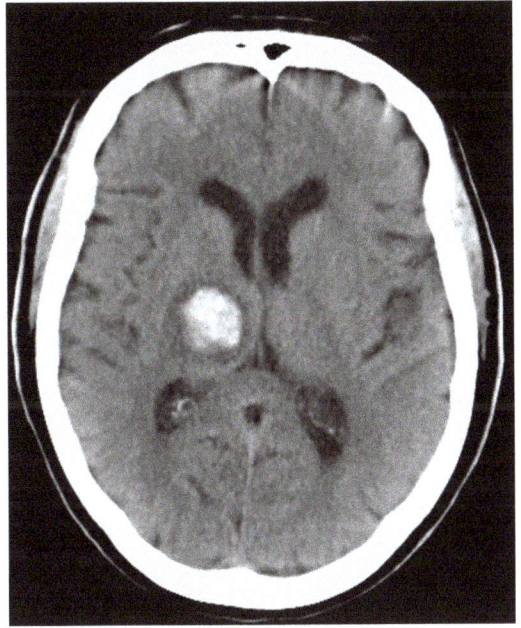

Figuur 7.1

Beschrijving van de beelden
Gescand werd zonder contrast en parallel aan het canthus-meatusvlak. In het gebied van de basale kernen en het thalamusgebied rechts is een ronde hyperdense zone zichtbaar met enige compressie op de achterhoorn van de rechter zijventrikel. Er is een minimale *midline shift* zichtbaar. De overige ventrikels vertonen een normaal aspect en er is geen doorbraak van bloed in de ventrikels zichtbaar. Er is een geringe hoeveelheid oedeem rond dit proces (hypodens) (figuur 7.1). Radiologisch past het beeld bij een bloeding in het rechter thalamusgebied.

Kernpunten

Bij verdenking op een hersenbloeding:
- is een CT van de hersenen zonder contrast de techniek van voorkeur;
- is snelle diagnostiek van belangrijke therapeutische waarde;
- is vers bloed op een CT zichtbaar als een gebied met hoge dichtheid (wit);
- wordt de bloeding na verloop van tijd geresorbeerd en verdwijnt de hoge dichtheid;
- is een vers herseninfarct vaak moeilijk te herkennen.

# 8 Beeldvormende diagnostiek bij een subarachnoïdale bloeding (SAB)

T. van den Hurk

Een vrouw van 58 jaar meldt zich op de Spoedeisende hulp vanwege ernstige hoofdpijn sinds drie uur. Deze pijn is zeer acuut ontstaan toen zij aan het winkelen was: 'Het leek wel alsof de bliksem insloeg.' Ze voelt de pijn met name over de rechterhelft van de schedel. Volgens haar man is zij vijf minuten buiten bewustzijn geweest; ze had daarbij een schokkende ademhaling en schokte met armen en benen. Toen patiënte weer bijkwam, was zij misselijk en heeft zij een aantal malen moeten braken. Bij algemeen lichamelijk en neurologisch onderzoek is mevrouw gedesoriënteerd in tijd en plaats. Er bestaat een hyperreflexie van de linker lichaamshelft en een voetzoolreflex volgens Babinski.

De aanvraag

Medische gegevens
Vrouw, 58 jaar, heeft peracute hoofdpijn met kortdurend bewustzijnsverlies, tonisch-klonisch insult, braken, desoriëntatie en hyperreflexie met Babinski links.
Aangevraagd onderzoek
CT hersenen.
Vraagstelling
Subarachnoïdale bloeding? Intracerebraal hematoom? Hydrocephalus?

Bespreking

De aanvraag

In de beschreven casus is er sprake van een zeer acuut ontstane hevige hoofdpijn; deze pijn wordt in de literatuur ook wel *thunderclap headache* genoemd. Wanneer er naast de acuut ontstane heftige hoofdpijn tevens sprake is van bewustzijnsdaling, een epileptisch insult of focale neurologische uitvalsverschijnselen, is de kans groot dat een subarachnoïdale bloeding (SAB) het onderliggend lijden is. Een SAB kan zich echter ook manifesteren met acute hevige hoofdpijn zonder verdere neurologische problemen. Differentiaaldiagnostisch moet onder andere gedacht worden aan een intracerebraal hematoom of een cerebrale sinustrombose.
Een SAB is een zeer ernstig ziektebeeld dat altijd ingrijpen behoeft. Vrijwel de helft van de patiënten sterft nog voordat ze het ziekenhuis bereiken. Ondanks verbeterde diagnostische hulpmiddelen en nieuwe behandelingsmogelijkheden overlijdt ook nog eens de helft van alle opgenomen en onbehandelde patiënten aan de gevolgen van een SAB. Oorzaken van het hoge mortaliteitscijfer zijn het gevolg van weefselschade door de initiële bloeding en door complicaties. De gevaarlijkste complicatie bij een SAB is een recidiefbloeding. Op dag 1 is de kans op een recidief het grootst, daarna neemt die geleidelijk af. Een

tweede belangrijke complicatie is secundaire cerebrale ischemie door vaatspasmen als gevolg van de bloeding. Een derde complicatie is een hydrocephalus, doordat het bloed in de liquorruimten de weerstand in de liquorcirculatie verhoogt en de -resorptie verlaagt. Snelle herkenning van een SAB en behandeling van de oorzaak (in 85% van de spontane SAB is er sprake van een sacculair aneurysma) en dreigende complicaties is al met al essentieel.
Zowel het bloedverlies als de hydrocephalus zorgen voor een snelle toename van de intracraniële druk. Hierdoor krijgen patiënten klachten van intense hoofdpijn en treedt in veel gevallen bewustzijnsverlies op.

De techniek

Een CT-scan van de hersenen is geschikt als eerste onderzoek bij verdenking op een SAB, vanwege de hoge sensitiviteit, de snelheid en de beschikbaarheid. Binnen 48 uur na het ontstaan van de klachten is de sensitiviteit van een CT-scan zonder contrast voor een SAB 95%. Bloed heeft een hogere dichtheid dan liquor, dus als er bloed in de liquorruimten komt, zal dit te herkennen zijn aan een witte tekening in de subarachnoïdale ruimte. Men moet zich echter wel realiseren dat bij zeer uitgebreid hersenoedeem de stuwing van het veneuze bloed rond de hersenstam het radiologisch beeld van een SAB kan nabootsen.
Het bloed in de liquor wordt binnen een aantal dagen geresorbeerd, waardoor het verschil in dichtheid zal afnemen. Daarom is de CT-scan na een aantal dagen minder sensitief. Als de CT-scan in de acute situatie geen afwijkingen laat zien en er toch een sterke verdenking op een SAB bestaat, moet alsnog een lumbaalpunctie worden verricht. Hiermee moet gewacht worden tot 12 uur na de SAB. Vanaf dit tijdstip zijn er specifieke bloedafbraakproducten in de liquor te vinden, hetgeen het onderscheid met bloed door een traumatische punctie mogelijk maakt.
Om de exacte locatie van een onderliggend aneurysma vast te stellen, is altijd aanvullend onderzoek nodig. Hierbij kan een CT-angiografie (CTA) van de cirkel van Willis verricht worden, zo mogelijk gelijk aansluitend aan de aanvankelijke blanco CT-hersenscan, maar ook magnetischeresonantieangiografie (MRA) of digitalesubtractieangiografie (DSA) behoren tot de mogelijkheden.

Het resultaat

Een ruptuur van een intracranieel aneurysma zorgt voor direct bloedverlies in de subarachnoïdale ruimten. Bloed uit het aneurysma mengt zich met de liquor en kan zich verspreiden over elke liquorruimte. Ook in de ventrikels kan bloed worden gezien. Indien dit het geval is, moet men bedacht zijn op het ontstaan van een hydrocephalus door obstructie als gevolg van een stolsel of door verminderde liquorresorptie.

De beelden

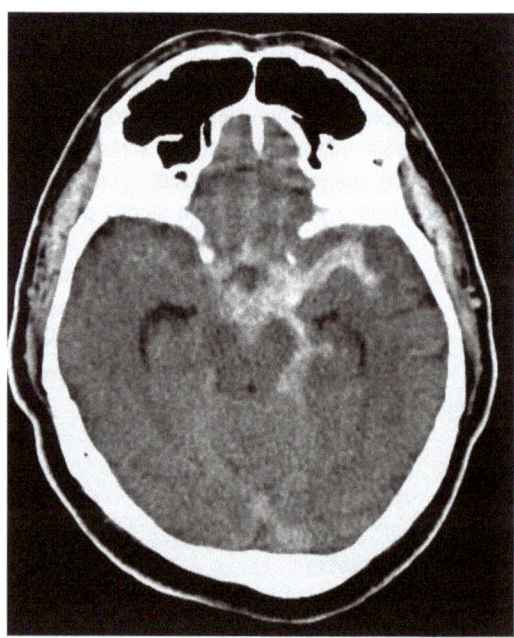

Figuur 8.1

Beschrijving van de beelden
Gescand werd zonder contrast en in het canthusmeatusvlak. Er is sprake van bloed in de suprasellaire cisternen (pentagoon) en de cisterna ambiens links (figuur 8.1). Tevens is er bloed zichtbaar in de linker fissura Sylvii (figuur 8.2).

8 BEELDVORMENDE DIAGNOSTIEK BIJ EEN SUBARACHOÏDALE BLOEDING (SAB)

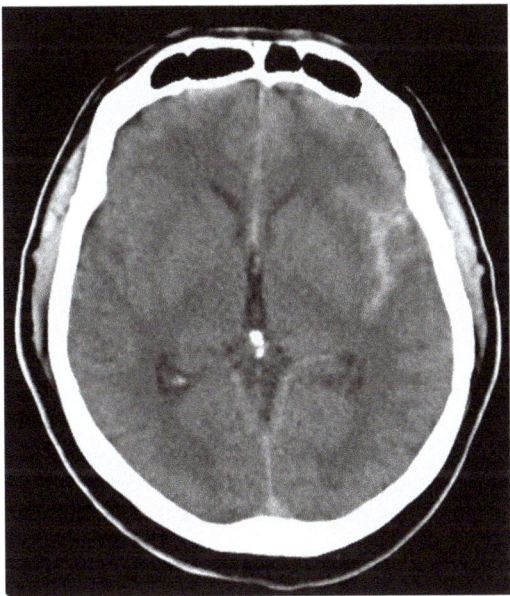

Figuur 8.2

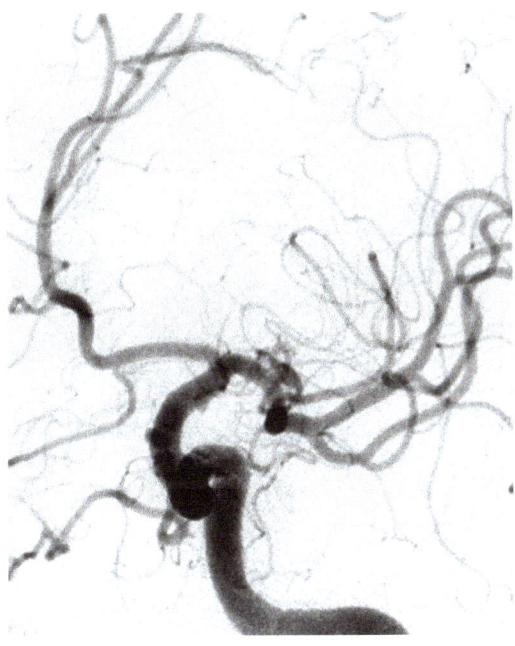

Figuur 8.3

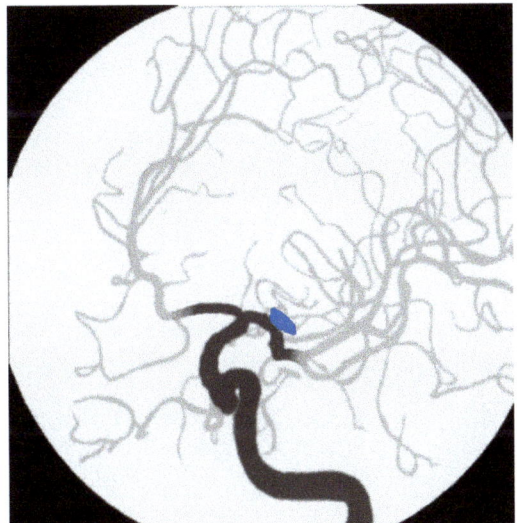

Figuur 8.4

In de ventrikels is geen bloed zichtbaar en ook zijn er geen verdringingsverschijnselen in de zin van verplaatsingen van de mediaanlijn zichtbaar. Het beeld past radiologisch bij een SAB. De asymmetrische bloedverdeling met veel bloed in de linker fissura Sylvii en het pentagoon is verdacht voor een aneurysma van de a. cerebri media of de a. communicans posterior links. Het ventrikelsysteem is slank, er is geen sprake van hydrocephalus. Figuur 8.3 vertoont een afbeelding uit de selectieve katheterisatie van de a. carotis interna links. Zichtbaar is een langgerekt aneurysma van de a. cerebri media links (figuur 8.4).

Kernpunten

Bij een subarachnoïdale bloeding:
- is de mortaliteit hoog en behandeling altijd noodzakelijk;
- is de aanwezigheid van bloed (verhoogde densiteit) in de subarachnoïdale ruimten rond de cirkel van Willis de meest frequente bevinding;
- is CT hersenen zonder contrast de onderzoeksmethode van voorkeur;
- zijn, bij een positieve CT, CTA, MRA of DSA de volgende stappen van onderzoek om de juiste positie en locatie van het aneurysma af te beelden;
- is een lumbaalpunctie, indien er klinisch grote verdenking blijft bestaan maar de CT negatief is, de volgende diagnostische stap.

9 Beeldvormende diagnostiek bij een hersentumor

B. van de Langerijt

Een 28-jarige linkshandige vrouw met een blanco voorgeschiedenis klaagt sinds vier maanden over toenemende hoofdpijn, die 's nachts aanvangt en 's ochtends het hevigst is. Ook valt haar de laatste tijd op dat ze minder goed kan schrijven. Bij lichamelijk onderzoek is er enig papiloedeem, met name van het rechteroog. Verder heeft zij een lichte parese van de linkerarm en -hand. De reflexen zijn links licht verhoogd met een voetzoolreflex volgens Babinski.

De aanvraag

Medische gegevens
Vrouw, 28 jaar, heeft hevige nachtelijke hoofdpijn, progressief sinds vier maanden. Thans papiloedeem, linkszijdige lichte parese van arm en hand.
Aangevraagd onderzoek
MRI hersenen.
Vraagstelling
Zijn er aanwijzingen voor een ruimte-innemend proces?

Bespreking

De aanvraag

Belangrijk bij de medische gegevens is het toenemende verlies van schrijfvaardigheid. Verminderde vaardigheid, lichte parese, hyperreflexie en pathologische voetzoolreflex passen allemaal bij een probleem van het centrale zenuwstelsel, meest waarschijnlijk van de contralaterale hemisfeer. Samen met de in maanden toenemende nachtelijke hoofdpijn en papiloedeem moet hier gedacht worden aan een ruimte-innemend proces (RIP) als een verklaring voor de klachten. Bij intracerebrale afwijkingen, met uitzondering van bloedingen (zie casus 7 in het deel Hoofd) is MRI de techniek van eerste keuze. Deze techniek geeft een goede afbeelding van de intracraniële weefsels omdat er niet alleen in meerdere sequenties (T1 en T2), maar ook in meerdere richtingen gescand kan worden. Hierdoor kan met MRI een indruk verkregen worden van de weefselsamenstelling van een tumor (bijvoorbeeld een astrocytoom of meningeoom) en laat zich een nauwkeurig beeld vormen van de lokalisatie, de uitbreiding en eventueel het massa-effect van het proces.

De techniek

Een MRI-scan wordt standaard in meerdere richtingen gemaakt zodat een optimaal ruimtelijk beeld verkregen wordt. In deze casus zijn een

transversale T1- en T2- en een sagittale T1-opname gemaakt. Bij de vraagstelling 'tumor' wordt altijd intraveneus contrast (gadolinium) gebruikt. Aanvullend werden bij deze casus transversale en coronale T1-opnamen met contrast gemaakt.
De toediening van gadolinium geeft aanvullende informatie over de mate van doorbloeding, de integriteit van de bloed-hersenbarrière en de afgrenzing met de omringende structuren. Zo heeft bijvoorbeeld het aankleuringspatroon van een abces meestal de vorm van een ring aan de rand. In een tumor vindt over het algemeen meer diffuse aankleuring van het gehele proces plaats. Aankleuring van tumoren wijst vaak op verminderde integriteit van de bloed-hersenbarrière; bij astrocytomen is dit een teken van maligniteit.
Het vaststellen van de afgrenzing met de omringende structuren is veelal belangrijk voor de pre-operatieve *work-up*. De aanvullende informatie is zo groot dat er bij verdenking op een ruimte-innemend proces in cerebro altijd contrast wordt gebruikt, ook al kleurt niet elke tumor aan.

Het resultaat

Ruimte-innemende processen zijn waarneembaar op een MRI door de onderbreking en verplaatsing van normale structuren. Er bestaat een grote variëteit aan intracraniële tumoren, die kunnen uitgaan van zenuwcellen, hersenvliezen, bloedvaten en andere structuren. De belangrijkste primaire intracraniële tumoren bij volwassenen zijn astrocytomen en meningeomen (totaal 60%), gevolgd door vele andere tumortypen.
Ongeacht het type en de maligniteitsgraad kan het massa-effect van een tumor zorgen voor compressie van belangrijke structuren. Men denkt hierbij aan een hydrocephalus door obstructie van de liquorkanalen en (dreigende) herniatie onder de falx, transtentorieel of in het foramen magnum. Gebruikmakend van de verschillen in T1- en T2-signaalintensiteit is het niet alleen mogelijk verschillende weefselsoorten te definiëren, maar ook pathologische veranderingen in omliggende weefsels waar te nemen (bijvoorbeeld oedeemvorming). In de beschrijving van het beeld worden de grootte, de contour en de eventuele aanwezigheid van oedeem of de uitgebreidheid daarvan beschreven.

Het aspect van astrocytomen bij beeldvorming is afhankelijk van de gradering. Alle types zijn hypodens op T1, hyperdens op T2 en meestal slecht afgrensbaar van de omgeving. Bij laaggradige astrocytomen (graad I en II) is er, door de langzame groei, meestal weinig oedeem en vindt geen aankleuring met contrast plaats. Hooggradige astrocytomen (graad III en IV) zijn daarentegen omgeven door veel, meestal vingervormig oedeem. Ook kleuren ze aan met contrast door de verstoorde bloed-hersenbarrière en door neovascularisatie, en vertonen ze soms centrale necrose (graad IV).

Meningeomen bevinden zich meestal aan de convexiteit van de hemisfeer, maar soms aan de schedelbasis of intraventriculair. Net als de dura mater kleuren ze homogeen aan en ze bevatten soms cysteuze partijen of calcificaties. Ze zijn vrijwel altijd goed afgrensbaar van het hersenparenchym. Oedeem is meestal beperkt, behalve in het zeer kleine percentage atypische meningeomen.

Intracerebrale metastasen zijn te herkennen aan een vrij sterke aankleuring, een meestal goede afgrenzing van het normale hersenweefsel en een wisselende mate van oedeem. Ze komen meestal multipel voor.

Concluderend kan worden gesteld dat er binnen de presentatie van hersentumoren veel variatie bestaat en het is dan ook niet betrouwbaar om aan de hand van de beelden conclusies te trekken over de pathologische typering van de maligniteit.

9 BEELDVORMENDE DIAGNOSTIEK BIJ EEN HERSENTUMOR

De beelden

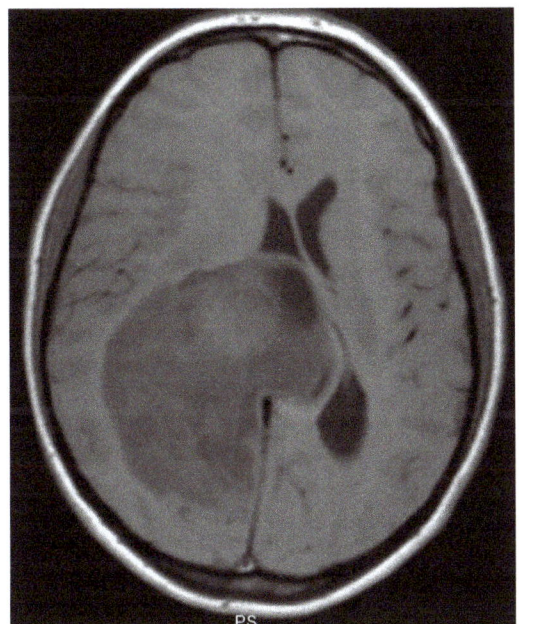

Figuur 9.1

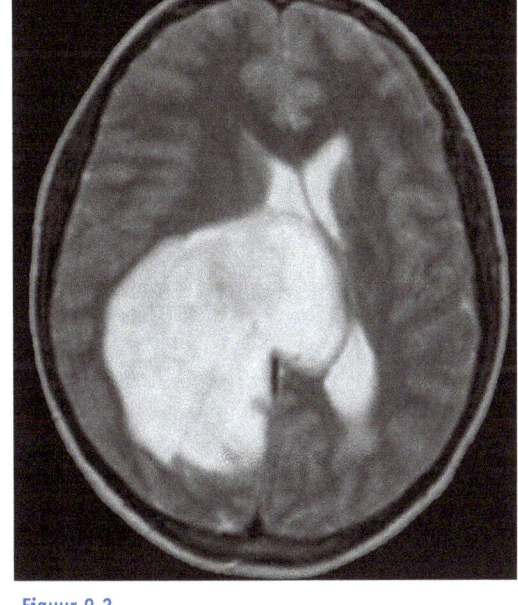

Figuur 9.2

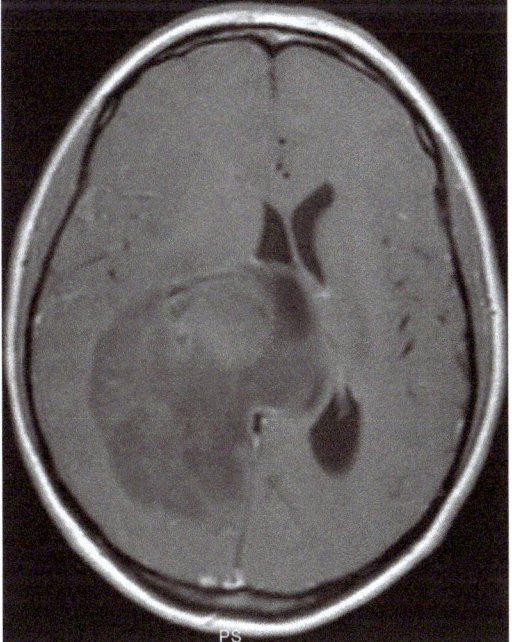

Figuur 9.3

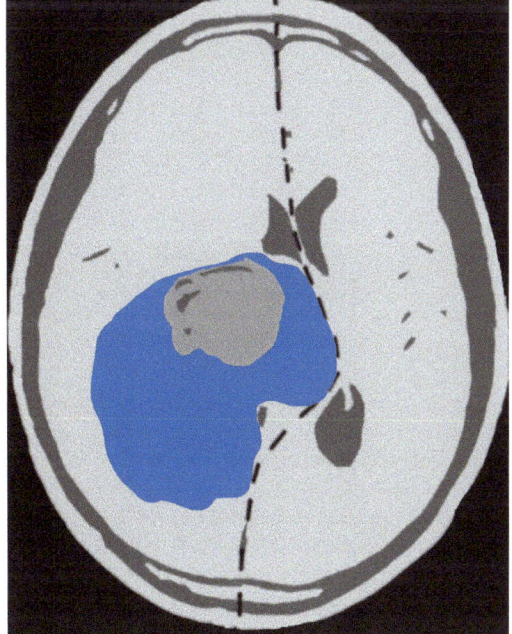

Figuur 9.4

Beschrijving van de beelden
Er werden opnamen in drie richtingen gemaakt. Afgebeeld zijn de opnamen in het transversale vlak met T1-weging (figuur 9.1), T2-weging (figuur 9.2) en na toediening van contrast in een T1-gewogen setting (figuur 9.3).
Pariëto-occipitaal rechts is een groot ruimte-innemend proces zichtbaar met een duidelijke massawerking naar links. De derde ventrikel wordt hierdoor gecomprimeerd, maar is wel nog open (dit niveau is hier niet afgebeeld). De rechter achterhoorn is gecomprimeerd, waardoor een asymmetrie is ontstaan. Het proces heeft een wisselend signaal zowel op de T1- als op de T2-gewogen afbeeldingen, wat past bij een deels solide en een deels vochtige (weefsel met een hoog aandeel aan protonen) component.
Op de opname na toediening van contrast (figuur 9.3) is eveneens een onregelmatig aankleuringspatroon zichtbaar, waarbij het meer solide deel aankleurt en het vochtige deel niet (zie de verklarende figuur 9.4). In het aankleuringspatroon ventraal zijn zwarte uitsparingen in het contrast zichtbaar, waarbij mogelijkerwijze sprake is van necrose. Het beeld past radiologisch waarschijnlijk bij een meer hooggradig astrocytoom.

Kernpunten

Bij verdenking op een ruimte-innemend proces intracerebraal:
- is MRI zonder en met contrast de techniek van voorkeur;
- dienen opnamen in drie richtingen gemaakt te worden om een zo goed mogelijk beeld van de locatie en de uitbreiding van een tumor te verkrijgen;
- is een zekere mate van differentiëring van de tumor mogelijk;
- is MRI geen vervanging voor het pathologisch-anatomisch onderzoek;
- is CT met contrast het enige alternatief wanneer MRI, om wat voor reden ook, niet mogelijk is.

10 Beeldvormende diagnostiek bij een trauma capitis

C. van Boheemen

Een 21-jarige man is op zijn fiets aangereden door een auto. Patiënt is hierna kortdurend bewusteloos, maar op de Spoedeisende hulp is hij helder, licht gedesoriënteerd en hemodynamisch en respiratoir stabiel. Bij neurologisch onderzoek heeft hij op de Glasgow Coma Scale een score van E4 M6 V4, met intacte pupilreflexen, symmetrische motoriek en sensibiliteit en twee voetzoolreflexen volgens Babinski. Gedurende het verblijf op de SEH wordt patiënt geleidelijk suffer tot E3 M6 V3 en reageert zijn rechter pupil iets trager op licht. Als verklaring voor zijn toestand wordt gedacht aan een traumatische intracraniële bloeding.

De aanvraag

Medische gegevens
Man, 21 jaar, op de fiets aangereden door een auto, na kort bewustzijnsverlies helder. Nu geleidelijk suffer tot E3 M6 V3, trage pupilreflex rechts, Babinski beiderzijds.
Aangevraagd onderzoek
CT hersenen.
Vraagstelling
Bloedingen, contusiehaarden? Oedeem en/of (dreigende) inklemming?

Bespreking

De aanvraag

De urgentie van de diagnostiek na een trauma ligt bij het opsporen van de bloedingen. Om een indruk te krijgen van de bewustzijnstoestand van de patiënt wordt de EMV-score bepaald (ogen openen, motoriek, verbale uitingen: laagste score E1 M1 V1, beste score E4 M6 V5). Bij verdenking op een bloeding als verklaring voor de daling van deze score wordt een CT-scan zonder contrast gemaakt. Op anatomische basis kan men hierop vier soorten intracraniële bloedingen onderscheiden: epiduraal, subduraal, subarachnoïdaal en intraparenchymaal.

Bij het epidurale hematoom wordt bijna altijd een fractuur gezien. In 95% van de gevallen komt de bloeding unilateraal voor in de temporopariëtale regio, waar de a. meningea media loopt.

Het subdurale hematoom wordt onderverdeeld in een acute en een chronische vorm. De bloeding wordt veroorzaakt door het scheuren van de zogenoemde 'ankervenen', kleine venen tussen het arachnoïd en de dura mater. De chronische vorm van het subdurale hematoom ontstaat al na een gering trauma bij ouderen, wegens atrofie van vaten en hersenweefsel.

Een traumatische subarachnoïdale bloeding ontstaat door het scheuren van kleine corticale venen. Het intraparenchymale hematoom wordt veroorzaakt door ruptuur van vaten in de witte stof van de hersenen, meestal in de frontale en temporale lobben. Dit soort hematoom ontwikkelt zich 4 tot 24 uur na het trauma.

Bij een trauma kan snelle acceleratie en deceleratie ervoor zorgen dat hersenweefsel wordt overrekt. Dit kan kleine bloedingen (puntbloedingen) tot gevolg hebben. Karakteristieke locaties zijn de grens tussen de grijze en de witte stof, het corpus callosum en de dorsolaterale hersenstam. De patiënten zijn meestal direct bewusteloos bij dit soort letsel.

Vaak ziet men bij traumapatiënten dat ook de contralaterale zijde van de plaats van impact afwijkingen vertoont en bloedingen laat zien, het zogeheten contrecoupfenomeen. Zijn bij klinisch onderzoek impressiefracturen van het schedeldak zichtbaar, dan is er altijd sprake van een bloeding.

Contusies zijn laesies van de cerebrale cortex en de onderliggende witte stof en komen voor bij 50% van de patiënten met ernstig hoofdtrauma. Deze laesies zijn meestal lokaal en bestaan uit oedeem en een hemorragische component. Het oedeem van de contusie ontwikkelt zich 24-48 uur na het trauma, maar in ernstige gevallen direct na het trauma.

Het oedeem plus de bloeding zorgen voor intracraniële drukverhoging waarbij verschillende hersendelen buiten hun compartiment gedrukt worden (herniatie) totdat uiteindelijk de hersenstam ter hoogte van het foramen magnum gecomprimeerd wordt (inklemming). Klinisch is dit te herkennen aan verslechtering van het neurologisch beeld (verlaagd bewustzijn, focale neurologische uitval met veranderde pupilreactie) Ook kan een bloeding lokaal voor druk op de hersenstam zorgen.

De techniek

De CT-scan wordt gemaakt met de patiënt in rugligging. Er wordt gescand in en parallel aan het canthus-meatusvlak. Er wordt een CT zonder contrast gemaakt om het maskeren van bloeding te voorkomen. De duur van het onderzoek bedraagt bij gebruik van een multislice-CT minder dan een minuut. Indien er verdenking is op een schedelbasisfractuur, worden er speciale reconstructiebeelden van dit gebied gemaakt (zie casus 5 in het deel Hoofd).

Het resultaat

Bij een epiduraal hematoom wordt op de CT-scan een hyperdense lensvormige collectie van bloed gezien tussen het schedelbot en de dura. De bloeding zit meestal unilateraal en temporopariëtaal en gaat niet voorbij een sutuur (schedelnaad). Meestal is direct operatief ingrijpen nodig om snelle achteruitgang of overlijden te voorkomen.

Bij een acuut subduraal hematoom laat de CT een schilvormige, homogene hyperdense bloedcollectie zien die zich diffuus langs de aangedane hemisfeer verspreidt. Hierdoor kunnen de gyri en sulci verstrijken en treedt er een asymmetrie van de ventrikels op met een *midline shift*. Operatief ingrijpen is vaak nodig. Chronische subdurale hematomen zijn soms moeilijk te herkennen omdat bloed na enkele dagen niet meer hyperdens (wit) is, maar isodens aan hersenparenchym. Herkenning is dan mogelijk door op asymmetrieën (door massawerking) te letten en doordat de sulci niet tot aan de schedel doorlopen.

Bij een subarachnoïdale bloeding wordt lokaal in de sulci en in de cisternen bloed als een hyperdense vloeistofcollectie gezien.

Bij een intraparenchymaal hematoom ziet men grillige hyperdense gebieden in het hersenweefsel. Vanuit deze bloedingen kan doorbraak plaatsvinden naar het ventrikelsysteem en de subarachnoïdale ruimte.

Naast de genoemde vier soorten intracraniële bloedingen kan er ook nog sprake zijn van diffuus axonaal letsel. Dit zijn kleine contusiehaarden die op een CT-scan vaak pas later zichtbaar worden als puntbloedinkjes. Dit is de reden waarom na een initieel normale CT van de hersenen toch aanvullend een MRI kan worden gedaan bij blijvende neurologische klachten.

Een van de belangrijkste complicaties van een subarachnoïdale bloeding is een communicerende hydrocephalus door verstoring van de liquorabsorptie. Bij intracraniële drukverhoging wordt gestart met een drukverlagende medicamenteuze behandeling. Dreigt inklemming door massawerking, dan dient chirurgisch ingrijpen te worden overwogen (trepanatie van het schedeldak, uitruimen van de bloeding of contusiehaard en liquordrainage).

De beelden

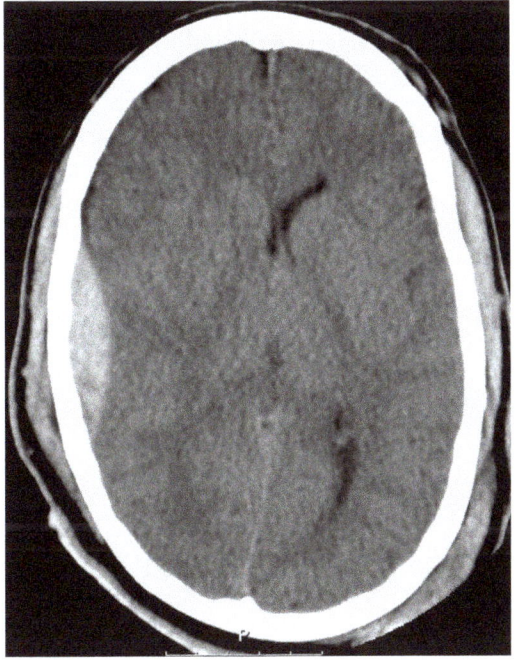

Figuur 10.1

Beschrijving van de beelden

Gescand werd door de schedelbasis en parallel aan het canthus-meatusvlak door de hersenen. Er is sprake van een lensvormige hyperdensiteit rechts temporaal, die tussen hersenen en schedel ligt (abaxiaal) en niet voorbij de suturen gaat (figuur 10.1). Radiologisch past dit beeld het beste bij een epidurale bloeding van de a. meningea media. Er is sprake van massawerking vanuit het hematoom met compressie van de linker zijventrikel en een lichte *midline shift* naar links.

Kernpunten

Bij hersenletsel:
- zijn intracraniële bloedingen met massawerking het meest urgent;
- zijn verstreken gyri en sulci, asymmetrie van de ventrikels en *midline shift* belangrijke radiologische bevindingen die wijzen op een massawerking van de bloeding of oedeem;
- zijn niet alle bloedingen direct gemakkelijk te herkennen;
- zijn niet alle bloedingen direct klinisch manifest;
- moet bij een normale posttraumatische CT maar met persisteren van de klinische klachten gedacht worden aan diffuus axonaal letsel. MRI is dan de techniek van voorkeur.

Deel 3 Borst

11 Beoordeling van een normale thoraxfoto

S. Hein

Een 59-jarige man meldt zich bij de huisarts omdat hij sinds enkele dagen last heeft van een lichte slijmproductie bij het hoesten. Bij het lichamelijk onderzoek worden geen afwijkingen geconstateerd. De patiënt wilt graag een longfoto omdat hij rookt en bang is voor longkanker.

De aanvraag

Medische gegevens
Man, 59 jaar, heeft sinds enkele dagen een licht productieve hoest. Rookt vijf à tien sigaretten per dag.
Aangevraagd onderzoek
X-thorax in twee richtingen.
Vraagstelling
Zijn er radiologisch aanwijzingen voor een longtumor?

Bespreking

De aanvraag

Binnen de beeldvormende diagnostiek is een conventionele thoraxopname een van de meest aangevraagde onderzoeken. Het is een methode om grotere longpathologie snel en adequaat aan te tonen of uit te sluiten. Bovendien zijn met beeldvorming de afwijkingen ook beter te objectiveren dan met auscultatie. Let wel, de foto mag het lichamelijk onderzoek nooit vervangen. In deze casus is de patiënt de drijvende kracht achter het onderzoek. De kans op het ontdekken van een primaire longtumor is aanwezig maar de kans is niet hoger dan in een gemiddelde populatie van rokers, omdat er geen extra klinische verschijnselen zijn zoals vermagering en/of koorts.

De techniek

De conventionele thoraxfoto wordt meestal gemaakt met een apparaat dat speciaal voor dit onderzoek is ontwikkeld. Het formaat is aangepast aan de grootste thoraxomvang en de belichting gebeurt met vaste filters die de contouren van het longveld volgen. Hierdoor is betere belichting van het longweefsel mogelijk. De opname wordt gemaakt met een hoog kilovoltage om voldoende penetratie van het mediastinum en goede belichting van het longweefsel te verkrijgen. De opname wordt posterior-anterior (PA) gemaakt omdat de hartvergroting in deze projectie minimaal is. Dit is ook de reden waarom de zijdelingse (laterale) foto altijd gemaakt wordt met het hart (links) zo dicht mogelijk bij de fotoplaat.

Het resultaat

Het is aan te raden om bij de beoordeling van een thoraxfoto systematisch te werk te gaan. Men kan het best beginnen met de beoordeling van de kwaliteit van de afbeelding en daarna overgaan tot het beoordelen van de anatomische structuren.
Een thoraxfoto is kwalitatief goed te noemen als de inspiratiestand ten minste acht of negen rib-

ben diep is (dit is het gemakkelijkst te tellen aan de hand van het dorsale deel van de ribben). De opname wordt gemaakt bij een zo diep mogelijke inspiratie, omdat dan de grootte van het hart, de vaattekening en de structuur van de basale longvelden beter te beoordelen zijn dan tijdens expiratie. Op een goed belichte opname is de wervelkolom zichtbaar door de hartschaduw heen en zijn de longvelden inclusief de vaattekening goed af te grenzen. De beide longvelden zijn volledig afgebeeld, van de longtoppen tot en met de laterale costofrenische recessus (de sinus pleurae). Ook is de patiënt zo gepositioneerd dat de processus spinosi van de wervelkolom midden tussen de mediale clavicula-uiteinden projecteren, waardoor een zo symmetrisch mogelijk beeld van de longvelden ontstaat.

De positionering
Naast de PA-opname wordt als tweede richting de laterale opname gemaakt, waarbij de patiënt met de linkerzijde tegen de plaat staat. Deze opname geeft aanvullende informatie over de ruimtelijke positie van de structuren en/of afwijkingen. Andere structuren, zoals het retrosternale venster (de ruimte tussen de voorste thoraxwand en het mediastinum), zijn uitsluitend op de laterale opname zichtbaar. Ook de dorsale sinus pleurae is beter te beoordelen op de dwarse opname.

Diafragmakoepels en sinus pleurae
Zijn de diafragmakoepels scherp afgrensbaar en de sinus pleurae (laterale costofrenische recessus) helder? De rechter diafragmakoepel staat, door de fysiologische druk van de lever, gewoonlijk iets hoger dan de linker. Een eenzijdige hoogstand van het diafragma kan echter ook worden veroorzaakt door een parese van de n. phrenicus, bijvoorbeeld bij een Pancoast-tumor of een (chirurgisch) trauma, of door abdominale massa's.

Pleura
Is er een lokale verbreding van de pleura? Normaalgesproken is de pleura niet verbreed en niet zichtbaar op een X-thorax. Uitzonderingen zijn de fissurae: deze zijn in een aantal gevallen wél zichtbaar. Rechts verlopen de fissura major en minor, links alleen de fissura major. De fissura minor verloopt evenwijdig aan de stralengang op de voor-achterwaartse opname, en is hierdoor vaak zichtbaar als een horizontaal verlopend dens lijntje paracardiaal rechts. De overige fissuren zijn eventueel zichtbaar op een laterale opname.

Mediastinum
Het mediastinum is het gebied tussen de achterkant van het sternum en de voorkant van de wervelkolom. Het mediastinum bevat, met uitzondering van de pleura en de longen, alle anatomische structuren van de thorax. De caudale begrenzing is het diafragma; craniaal gaat het mediastinum over in de bindweefselruimte van de hals ter plaatse van de thoraxapertuur. De pleura parietalis, en ook wel de pleura mediastinalis, zorgt voor een laterale begrenzing. Het mediastinum kan onderverdeeld worden in een mediastinum superior en een mediastinum inferior.

Het mediastinum superior strekt zich uit van de thoraxapertuur tot het virtuele vlak door de angulus sterni en de onderzijde van het corpus van het vierde thoracale wervellichaam. In het voorste deel van het mediastinum superius ligt de thymus (of de rest hiervan), centraal liggen de grote vaten en dorsaal liggen de trachea, de oesophagus en de ductus thoracicus.

Het mediastinum inferior wordt onderverdeeld in drie anatomische delen, te weten het mediastinum anterius (tussen sternum en pericard), het mediastinum medius (hart en pericard) en het mediastinum posterius (tussen wervelkolom en pericard). Naast de bekende organen en structuren als hart, grote vaten, trachea, hoofdbronchi en oesophagus is het mediastinum opgebouwd uit bindweefsel en vetweefsel waarin zenuwen, lymfevaten en klieren liggen.

De beste techniek voor de beoordeling van het mediastinum is weliswaar een CT-onderzoek met intraveneuze contrasttoediening, maar een röntgenfoto kan vaak een eerste aanwijzing geven van pathologische veranderingen. Een abnormale verbreding van het mediastinum kan, afhankelijk van de plaats van de verbreding, wijzen op een (pathologische) massa of op een aneurysmatische verwijding van een vat. Daarnaast kan onder andere worden beoordeeld of de luchtfiguur van de trachea een normaal verloop heeft. Bij een liggende patiënt is een breder mediastinum normaal.

Hart

Is de hartcontour links en rechts (normaal) scherp afgrensbaar? De grootte van het hart geldt als normaal indien de totale diameter van het hart niet meer dan de helft van de totale thoraxdiameter in beslag neemt (op een PA-opname). Dit kan worden uitgedrukt in een getal, de zogenoemde hart-thoraxratio, waarbij de totale diameter van het hart wordt gedeeld door de totale diameter van de thorax.

Silhouetfenomeen

Tussen twee structuren zijn op een röntgenfoto grenzen herkenbaar, mits de aangrenzende structuren een verschillend absorberend vermogen hebben. Het hart absorbeert meer röntgenstralen dan de omgevende (luchthoudende) long, waardoor het karakteristieke hartsilhouet op de thoraxfoto zichtbaar wordt. Is een gedeelte van de long verminderd luchthoudend, bijvoorbeeld in geval van longoedeem door een infiltraat of bij verlies aan longvolume (atelectase), dan neemt de absorptie van röntgenstralen toe. Grenst dat stuk van de long aan het hart, dan verdwijnt ter plaatse de zichtbare grens tussen hart en het verminderd luchthoudende deel van de long. Bij consolidatie van de middenkwab van de long verdwijnt het rechter hartsilhouet. Is de rechter onderkwab aangedaan, dan blijft de rechter hartgrens voor een deel wél zichtbaar, omdat de onderkwab ten opzichte van het hart posterieur ligt.

Samenvattend kan worden gesteld dat, indien twee structuren met dezelfde dichtheid tegen elkaar liggen in het vlak loodrecht op de stralenbundel, er geen silhouet zichtbaar wordt. Er kunnen derhalve uitspraken worden gedaan over de lokalisatie van een proces op grond van de aandan wel afwezigheid van de normale contouren.

Vaatsteel

De arcus aortae en de aorta descendens zijn op een normale thoraxopname zichtbaar. Men moet letten op het verloop en het kaliber. Daarnaast zijn eventuele verkalkingen vaak fraai zichtbaar, vooral in het verloop van de arcus aortae.

Hilus

Hebben de hili een normale vorm, grootte en positie? Zijn ze normaal opgebouwd uit vaten, luchtwegen en lymfeklieren? Pathologische laesies kunnen in de hili zichtbaar zijn, bijvoorbeeld als uiting van hilaire lymfadenopathie of centrale longtumor.

Longweefsel

De longvelden behoren normaal luchthoudend te zijn en symmetrisch voor wat betreft hun grootte, densiteit, tekening en structuur. Op een normale staande opname is er meer vaattekening zichtbaar in de ondervelden dan in de bovenvelden vanwege de zwaartekracht. Bij stuwing of decompensatio cordis (maar ook op een liggende opname) verdwijnt dit effect geheel of gedeeltelijk. De luchtwegen (bronchi), die hetzelfde vertakkingspatroon vertonen als de vaatboom, zijn op een normale opname niet zichtbaar. Een zichtbaar verloop van de perifere luchtwegen kan ontstaan op basis van een tweetal verschillende mechanismen.

Het omringende longweefsel heeft een andere (toegenomen) densiteit, bijvoorbeeld in geval van een omringend infiltraat of volumeverlies van het omringende longweefsel. De op zichzelf normale luchtwegen zijn in dit geval zichtbaar als heldere lineaire (zwarte) structuren in een dens gebied (wit). Dit verschijnsel wordt een luchtbronchogram genoemd.

Ook een verdikking van de wand van de bronchi zelf (bijvoorbeeld bij astmapatiënten of op basis van stuwing) kan een zichtbaar verloop van de bronchi veroorzaken. In dit geval zijn de bronchi zichtbaar als heldere lineaire structuren omgeven door evenwijdige dunne dense lijnen. Deze lijnen worden veroorzaakt door het zichtbare verloop van de verdikte bronchuswand (ook wel het *tram track*-fenomeen genoemd).

Invloed van complexe anatomie

We herkennen pathologie op een röntgenfoto omdat het beeld afwijkt van het normale. Hoe meer variatie er binnen de normale radiologische anatomie bestaat en hoe complexer een structuur, des te moeilijker de interpretatie ervan is. De negatieve invloed van de complexe normale anatomie wordt duidelijk als het gaat om het opzoeken van een densiteit op de thoraxfoto. Een densiteit in de hilus, die opgebouwd is uit vaten en luchtwegen, zal veel minder gemakkelijk worden gezien dan een centraal in het luchthoudende longweefsel gelegen verdichting.

Summatie-effect

Als het om de interpretatie van densiteiten of ophelderingen gaat, kan het summatie-effect een bron van verwarring zijn. Een densiteit kan namelijk niet alleen door een (pathologisch) proces ontstaan, maar ook door het overlappen van verschillende structuren (bijvoorbeeld de kruising van twee ribben). Een verdichting in een longtop kan bijvoorbeeld een metastase zijn, maar op een opname in één richting kan het ook een overprojectie zijn van de eerste en tweede rib, die het beeld van een intrapulmonale laesie simuleert. Belangrijk is daarom links met rechts te vergelijken en soms kan het helpen de contour van de schijnbare laesie te relateren aan eventuele omringende structuren. De normale long bevat geen solide verdichtingen; metastasen, infiltraten, primaire tumoren, granulomen et cetera projecteren zich als een in meer of mindere mate (scherp) afgrensbare laesie met toegenomen densiteit.

De beelden

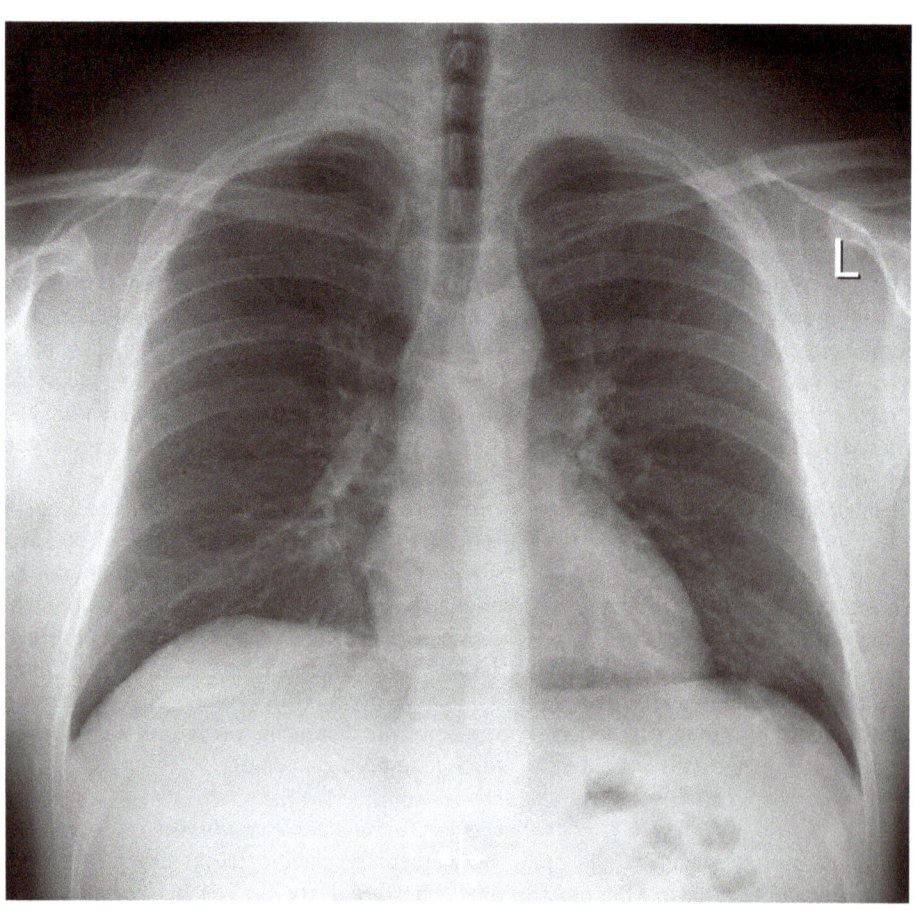

Figuur 11.1

11 BEOORDELING VAN EEN NORMALE THORAXFOTO

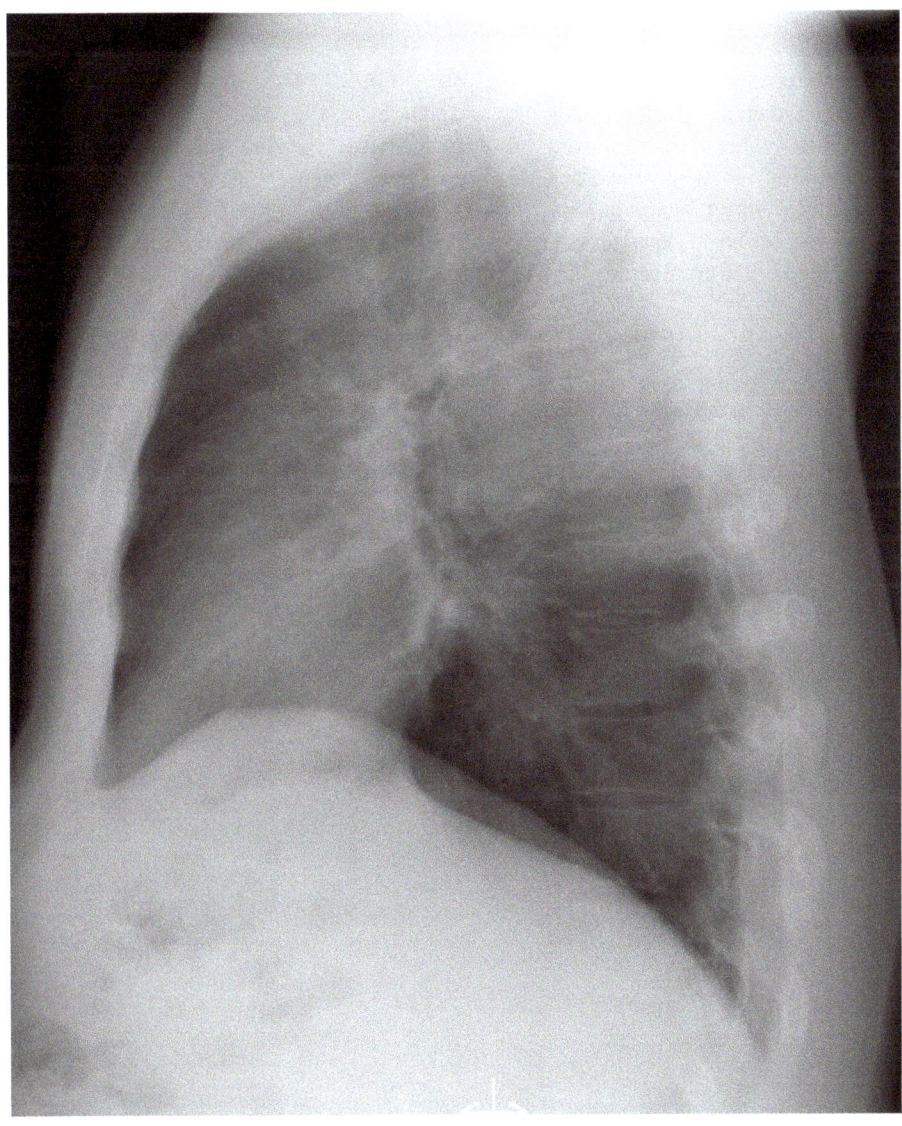

Figuur 11.2

Beschrijving van de beelden
Ruime inspiratiestand. De sinus pleurae zijn helder. Het mediastinum vertoont geen afwijkingen. Normale hartcontour. De hilus is niet verbreed en de vaatsteel is normaal. Het patroon van de longvaten en het longweefsel is normaal. Normale stand van het diafragma. Radiologisch normaal beeld van hart en longen.

Opmerking
Het is hier op zijn plaats iets te zeggen over de waarde van de gewone longfoto voor de vraag of er een longtumor is of niet. Het normale beeld maakt dat de kans op de aanwezigheid van een longtumor kleiner is, maar niet dat die afwezig is, met name bij centrale longtumoren. Er zijn geen klinische symptomen anders dan de rookgewoonte en bij het interpreteren van het beeld zal het oordeel over de afzonderlijke anatomische structuren vaak milder zijn dan wanneer het

klinisch beeld duidelijker is. Is er een lage graad van verdenking, dan zal men een bepaalde vorm of doorsnede eerder als een variant van de normale situatie benoemen dan als pathologische bevinding. Is het klinische beeld suggestiever, dan zal dezelfde afwijking als suspect worden beoordeeld. De aanvrager stuurt met zijn aanvraag de interpretatie van het beeld. Vandaar ook het belang van een goed geformuleerde aanvraag.

Kernpunten

De thoraxfoto:
- wordt, waar mogelijk, staande gemaakt in twee richtingen;
- wordt gecontroleerd op de kwaliteit en volledigheid van de afbeelding;
- is een goede onderzoeksmethode voor duidelijke pathologie;
- is een schaduwbeeld, door overprojectie kunnen niet alle structuren even goed worden afgebeeld;
- is niet erg discriminerend voor afwijkingen kleiner dan 0,5 cm.

12 Het normale CT-onderzoek van de thorax

D. Bosboom

Een dame van 6 jaar komt op controle voor de protocollaire follow-up van een bij haar vastgestelde maligniteit. Het betreft het uitsluiten van longmetastasen (de achtergrond voor deze controle op metastasen wordt hier niet besproken). Er wordt een CT van de thorax aangevraagd.

De aanvraag

Medische gegevens
Vrouw, 66 jaar, protocollaire follow-up.
Aangevraagd onderzoek
CT thorax.
Vraagstelling
Zijn er aanwijzingen voor metastasen?

Bespreking

De aanvraag

De aanvraag heeft betrekking op het uitsluiten van metastasen. Van de conventionele thoraxfoto is bekend dat hij in twijfelgevallen niet voldoende betrouwbaar is. CT-onderzoek is dan de methode van voorkeur om kleine intrapulmonale laesies uit te sluiten.

De techniek

De patiënt wordt bij dit onderzoek met haar rug op de CT-tafel gelegd. In de arm wordt een infuus ingebracht waarin een intraveneus contrastmiddel wordt toegediend. Met een kleine hoeveelheid contrast worden de vaten op de CT-beelden als dense (witte) structuren afgebeeld, waardoor een goed onderscheid tussen de vaten en de mediastinale structuren wordt verkregen. De bloedvaten zijn door het contrast goed af te grenzen van bijvoorbeeld klierweefsel. Een overzichtsbeeld wordt gemaakt waarop de axiale (transversale) coupes worden uitgezet. Bij het vervaardigen van dit beeld moet de patiënt de adem inhouden. De dikte van de coupes bedraagt standaard 3 mm, het aantal is afhankelijk van de grootte van de patiënt en bedraagt in deze casus 106 beelden. Ook voor het vervaardigen van deze dwarsdoorsneden moet de patiënt de adem even inhouden.

De duur van dit onderzoek met de multislice-CT bedraagt anno 2004 12 seconden. Het totale onderzoek, inclusief het positioneren van de patiënt en het reconstrueren van de beelden, duurt ongeveer 15 minuten. Voor verdere achtergronden wat betreft de werking van de CT wordt verwezen naar casus 2 in het deel Techniek. De rol van een MRI-onderzoek bij het onderzoek van longweefsel is beperkt; wel kan MRI een belangrijke rol spelen bij het in beeld brengen van het hart.

Het resultaat

Uit de hele serie van 106 dwarsdoorsneden die bij deze patiënt werden verkregen, zijn twee beelden hier afgebeeld. Figuur 12.1 laat het beeld in een longsetting zien, terwijl figuur 12.2 de setting voor de weke delen laat zien. Deze settings zijn met behulp van software gemaakte reconstructies. De patiënt ondergaat het onderzoek slechts eenmaal; door het *window* (de hoeveelheid grijswaarden tussen wit en zwart) en het *level* (de toewijzing van wit of zwart aan bepaalde structuren) te veranderen wordt hetzij het luchthoudende longweefsel, hetzij niet-luchthoudende structuren zoals de vaten en de hilus(klieren) beter zichtbaar gemaakt. Dit is dus anders dan bij een MRI-onderzoek, dat na de serie T1-gewogen beelden moet worden herhaald om de serie T2-gewogen beelden te verkrijgen.

Op het beeld in de longsetting (figuur 12.2) zijn de longvaatjes en andere intrapulmonale structuren zoals bronchiën en interstitiële septa te zien als een patroon van witte streepjes in de vorm van vertakkingen. Veranderingen in dit patroon waarbij het longweefsel wit wordt, wijzen op een pathologische verandering in het longweefsel zoals een infiltraat of een ander ruimte-innemend proces. Verdikking van de streeptekening kan wijzen op pathologie zoals fibrose. Door toediening van contrast zijn de vaten in de hilus goed van de omgeving af te grenzen. Dit is van belang als er verdenking bestaat op vergroting van de hilusklieren. De scan begint op de overgang van hals en longtop omdat de gehele long moet worden afgebeeld. De scan wordt beëindigd als de laatste aanduiding van de sinus pleurae is verdwenen.

De beelden

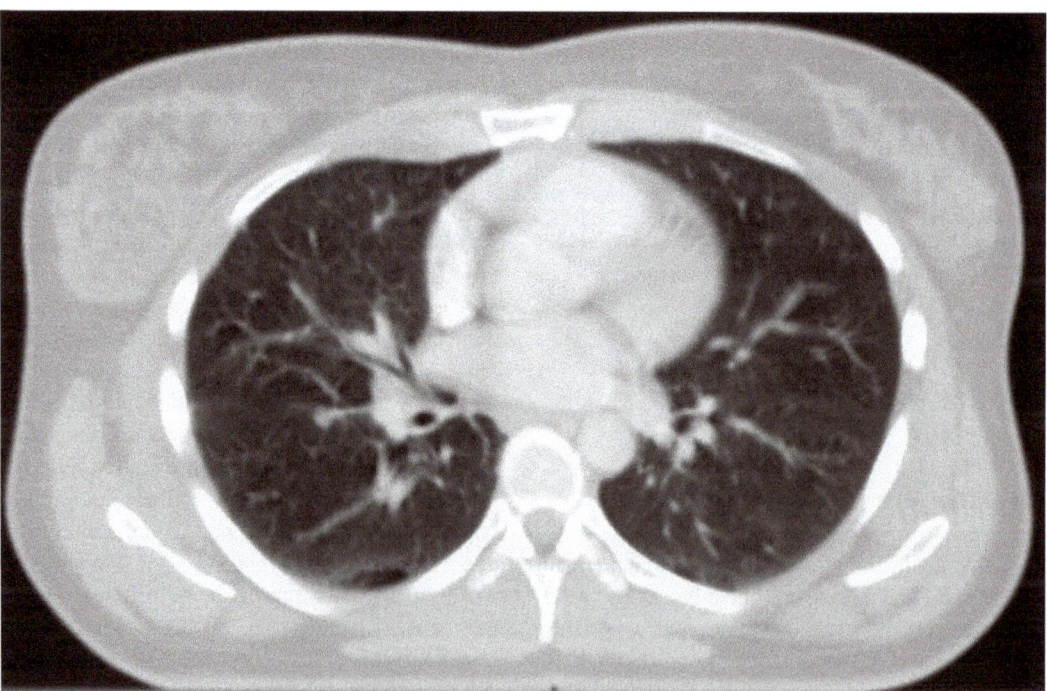

Figuur 12.1

12 HET NORMALE CT-ONDERZOEK VAN DE THORAX 55

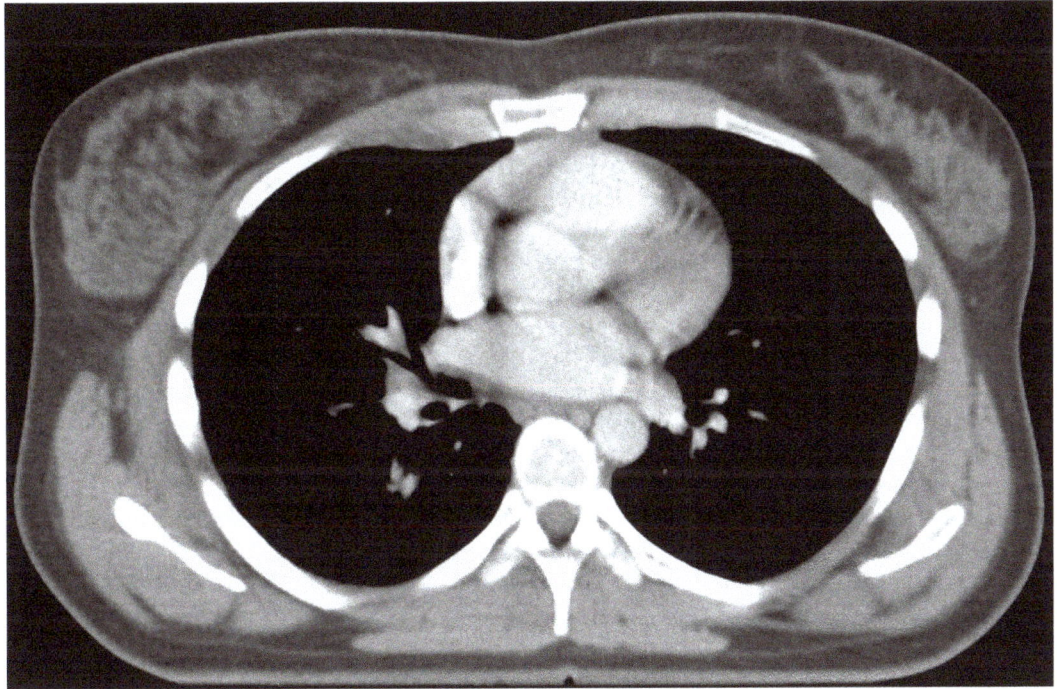

Figuur 12.2

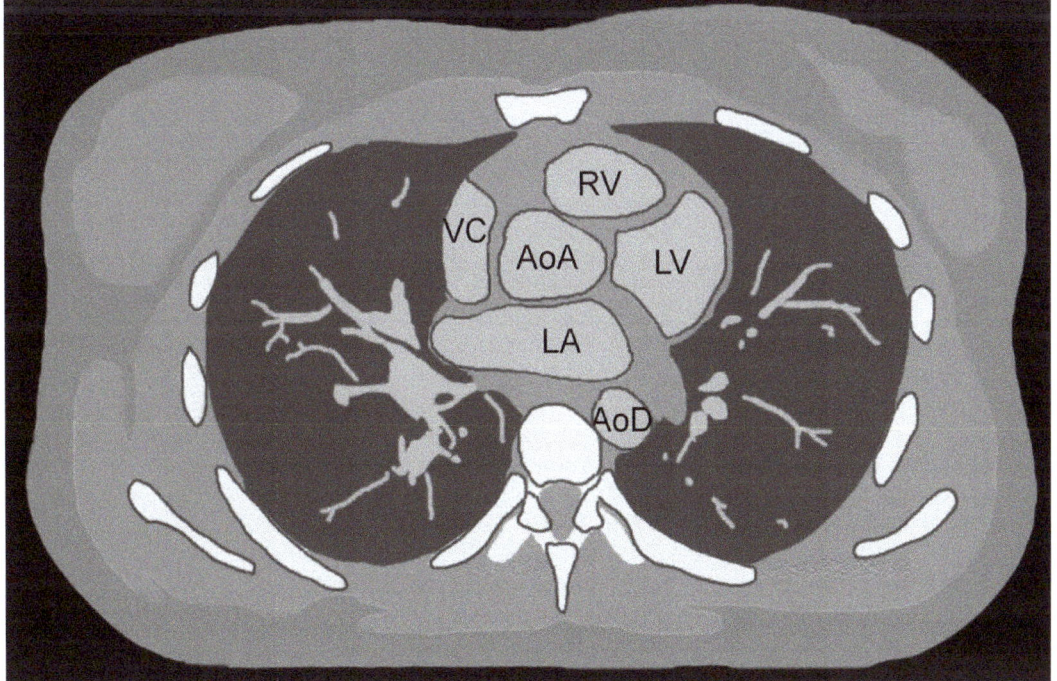

Figuur 12.3

Beschrijving van de beelden
Afgebeeld is de dwarsdoorsnede ter hoogte van de bovenzijde van het hart. In de longsetting wordt gekeken naar kleine verdichtingen in het longweefsel (figuur 12.1). Metastasen zijn vaak kleine ronde verdichtingen die afsteken tegen het donkere longweefsel. Vaak zijn ze meer perifeer gelegen.

In de wekedelensetting (figuur 2) is het contrast in de bloedvaten als een witte aankleuring zichtbaar. Naast de aorta ascendens (AoA) is rechts de v. cava superior (VC) zichtbaar en ventraal de rechter ventrikel (RV). Links dorsaal is de aorta descendens (AoD) te zien, terwijl ventraal hiervan links de bovenzijde van het linker ventrikel (LV) en meer naar rechts het linker atrium (LA) zichtbaar is (zie de verklarende figuur 12.3).

Uit deze beelden wordt goed duidelijk dat kennis van de normale anatomie cruciaal is bij het lezen van CT-beelden. In het CT-thoraxonderzoek bij deze patiënt werden geen afwijkingen gevonden en was het beeld van de longen en de thoraxorganen normaal.

Kernpunten

De CT van de thorax:
- is een goede vervolgmethode bij onderzoek naar metastasen;
- is nauwkeuriger dan de thoraxfoto;
- vereist contrastvloeistof om de vaten voldoende te differentiëren van andere structuren;
- geeft veel meer stralingsbelasting dan een thoraxfoto.

13 Beeldvormende diagnostiek bij een pneumonie

M. Ariës

Een vrouw van 36 jaar met een immuungecompromitteerde status heeft klachten van hoesten en kortademigheid. Bij auscultatie wordt naast enige vochtige rhonchi bronchiaal ademgeruis gehoord linksonder.

De aanvraag

Medische gegevens
Vrouw, 36 jaar, immuungecompromitteerde status, last van hoesten en kortademigheid. Vochtige rhonchi en bronchiaal ademgeruis linksonder.
Aangevraagd onderzoek
Thoraxfoto in twee richtingen.
Vraagstelling
Zijn er aanwijzingen voor een infiltraat?

Bespreking

De aanvraag

Een infectie van de lage luchtwegen is een van de meest voorkomende oorzaken van morbiditeit en mortaliteit in de bevolking. De klachten die bij een longontsteking horen, kunnen echter bij zeer veel longziekten worden gezien. Dit betekent dat de differentiaaldiagnose erg breed is omdat de klachten vrij aspecifiek zijn. Betrouwbare voorspellende klinische bevindingen bij een pneumonie zijn koorts, afwezigheid van klachten van de bovenste luchtwegen, dyspneu en afwijkingen bij longauscultatie. Op een conventionele thoraxfoto zijn de afwijkingen die passen bij een pneumonie vaak, maar niet altijd, te zien. De interpretatie van een conventionele röntgenfoto bij een pneumonie is zeer variabel en de uiteindelijke diagnose wordt bepaald op grond van het klinische beeld in combinatie met eventuele afwijkingen op een foto.

Het maken van een X-thorax bij verdenking op een (*community acquired*) pneumonie is in Nederland niet routinematig geïndiceerd. Indien echter antibiotische behandeling onvoldoende effect geeft of wanneer er sprake is van bekende comorbiditeit, gestoorde afweer of verdenking op een onderliggende longaandoening, is een thoraxfoto te adviseren. Met name hogere leeftijd en een eventueel aanwezige belaste voorgeschiedenis (roken) maken aannemelijk dat een pneumonie het gevolg kan zijn van een onderliggend lijden (maligniteit).

De techniek

De patiënt is mobiel en poliklinisch. Derhalve kan een standaard CR-opname van de thorax in twee richtingen gemaakt worden (zie casus 11 in het deel Borst).

Het resultaat

Een pneumonie is een ontsteking van het longparenchym, meestal veroorzaakt door bacteriën. Microbiologische verwekkers kunnen de long via drie manieren bereiken: microaspiratie vanuit de naso- en orofarynx, inhalatie van infectieuze aërosolen (druppeltjes) of via hematogene verspreiding vanuit een extrapulmonale infectiebron. In de vroege fase (de eerste twee dagen) van de ontsteking vult een eiwitrijk oedeem de alveoli. Dit veroorzaakt een verhoogde doorbloeding van het longsegment. Op dit moment zijn echter nog geen duidelijke afwijkingen op de foto zichtbaar. In de volgende fase treedt er congestie van exsudaat – ophoping van ontstekingsvocht – op, hetgeen als een witte schaduw op de foto te zien kan zijn. Als reactie op de ontsteking kan in een later stadium ook pleuravocht ontstaan, wat een kenmerkend beeld oplevert.

Pneumonieën kunnen op basis van de lokalisatie worden onderverdeeld in lobaire, bronchiale en interstitiële pneumonieën. Hierbij moet echter worden opgemerkt dat de verschillende soorten pneumonieën op de X-thorax vaak niet gemakkelijk te onderscheiden zijn. Een lobaire pneumonie, bijvoorbeeld een pneumokokkenpneumonie, is een ontsteking van een hele longkwab en heeft dus de vorm van een gesegmenteerde aandoening die de grenzen van de longkwab volgt. Op de thoraxfoto is dit te zien als een witte schaduw in een longkwab of een deel ervan. De bronchopneumonie wordt meestal door *Staphylococcus aureus* of door gramnegatieve bacteriën veroorzaakt. Hierbij ontstaat relatief weinig ontstekingsvocht en zijn de infiltraten te zien als een vlekkig patroon over het longweefsel, verspreid over meerdere lobben. De interstitiële pneumonie wordt meestal door virussen veroorzaakt en wordt gekenmerkt door oedeem in het interstitium. Op de thoraxfoto is een dun netwerk van witte lijntjes over het gehele longweefsel te zien (reticulair beeld). Is op een foto een infiltraat zichtbaar, dan is bij patiënten met een belaste voorgeschiedenis (COPD) of risicofactoren (roken) controle na behandeling zinvol. De antibiotica kunnen wel de infectie bestrijden, maar niet een eventueel onderliggend lijden zoals een tumor.

De beelden

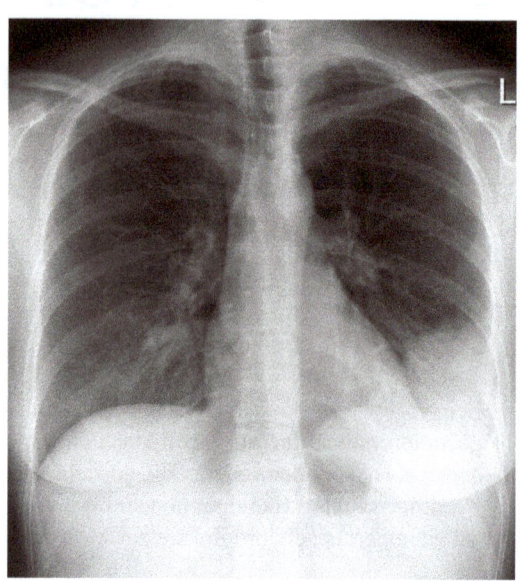

Figuur 13.1

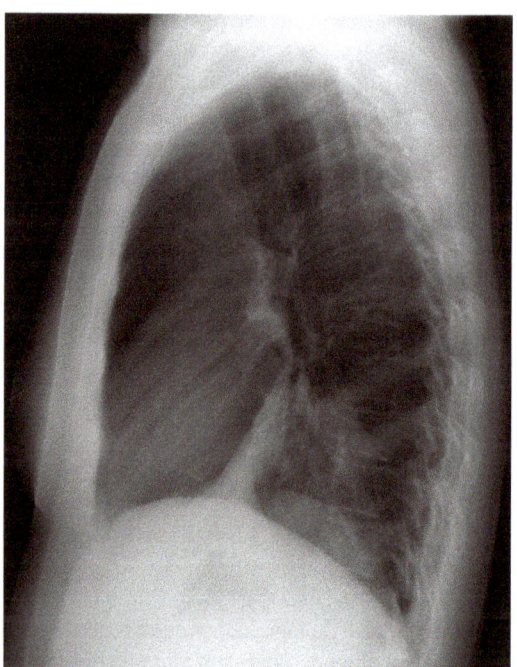

Figuur 13.2

Beschrijving van de beelden

Thoraxfoto PA (figuur 13.1) en lateraal (figuur 13.2). Goede inspiratiestand. De rechter diafragmakoepel is goed af te grenzen, maar de linker is onscherp. Ook is in de linker onderkwab een verdichting van het longweefsel zichtbaar waarbij het perifere longweefsel is opgevuld met vocht. De linker sinus pleurae lijkt opgevuld met vocht. De hartcontour en de vorm van de hili zijn normaal. Ook in het overige longweefsel worden geen afwijkingen gezien. Radiologisch past het beeld bij een infiltraat in de linker onderkwab en vocht in de pleuraholte.

Kernpunten

Een pneumonie:
- is een van de meest voorkomende ziektebeelden en heeft een breed klinisch presentatiepatroon;
- heeft een breed radiologisch verschijningsbeeld;
- de gewone thoraxfoto is zinvol bij patiënten met verhoogde risicofactoren in de anamnese of die niet reageren op antibacteriële therapie;
- niet alle ontstekingen zijn altijd zichtbaar op een thoraxfoto.

14 Beeldvormende diagnostiek bij een longembolie

M. Brink

Een 68-jarige man, in de voorgeschiedenis bekend met lichte COPD, presenteert zich op de Spoedeisende hulp met spontaan en acuut ontstane kortademigheid met lichte koorts. Er wordt een X-thorax aangevraagd waarop, behoudens preëxistente afwijkingen passend bij de COPD, geen afwijkingen worden gezien die het beeld kunnen verklaren. Bloedgasanalyse laat zien dat er sprake is van hypocapnie en hypoxemie. De D-dimeerbepaling laat een verhoogde waarde zien.

De aanvraag

Medische gegevens
Man, 68 jaar, met acuut ontstane kortademigheid en lichte koorts. Bekend met COPD.
Aangevraagd onderzoek
CTA thorax.
Vraagstelling
Aanwijzingen voor longembolie?

Bespreking

De aanvraag

Bij acute kortademigheid past een uitgebreide differentiaaldiagnose. In de praktijk is echter het stellen van de meest urgente diagnose belangrijk.

Bij patiënten met acute dyspneu en lichte temperatuurverhoging moet, zeker wanneer er in de anamnese risicofactoren naar voren komen zoals lang zitten, gebruik van bepaalde geneesmiddelen enzovoort, als eerste een longembolie worden uitgesloten. Deze diagnose is immers levensbedreigend. Vaak presenteert een patiënt met een longembolie zich niet met de 'klassieke' symptomen als acute kortademigheid en acute pijn op de borst, maar is er sprake van een reeds bestaande dyspneu op basis van een cardiale of pulmonale aandoening, die plots verergert, zoals bij deze patiënt het geval is.

De techniek

In Nederland wordt bij verdenking op een longembolie als eerste een conventionele thoraxfoto gemaakt. Is deze normaal, dan wordt als volgende stap een ventilatie-perfusiescan (VP-scan) gemaakt. Toont de thoraxfoto echter afwijkingen, dan wordt gekozen voor een computertomografische angiografie (CTA) als eerstvolgend onderzoek.
Na toediening van intraveneus contrast via de v. brachialis wordt een CT gemaakt van de thorax. De verkregen transversale sneden worden beoordeeld en van de sneden kan een reconstructiebeeld van de bloedvaten in meerdere richtingen vervaardigd worden. De longemboliën zijn als scherp afgrensbare vullingsdefecten in de vaten te zien. Is een vat volledig afgesloten, dan is er ook geen contrast zichtbaar in de achterlig-

gende vaten. Dit is dan zichtbaar als een wigvormig of afgeplat driehoekig gebied met de basis naar de pleura gekeerd. Ook pleura-effusie kan op de CTA gezien worden.

CTA is het standaardonderzoek voor de diagnose longembolie en waarschijnlijk zal hierdoor de VP-scan minder vaak gebruikt worden. De VP-scan is een nucleair geneeskundig onderzoek, erg sensitief doch weinig specifiek. Het is een invasieve techniek, waarbij technetiumgelabelde partikels intraveneus toegediend worden. Eenmaal vastgelopen in de precapillaire arteriolen van de longen, geeft de verdeling van de radioactiviteit de longperfusie weer. De geventileerde gebieden van de long worden afgebeeld door de patiënt met technetium, xenon of krypton gelabelde aërosolen te laten inademen. Met name bij een segmenteel (dus niet lobulair of de gehele long betreffend) perfusiedefect bij ongestoorde ventilatie (een *V/Q-mismatch*) is de kans zeer groot dat er daadwerkelijk sprake is van een longembolie. Echter ook tumoren, vasculitis, bestralingseffecten en andere longafwijkingen (zoals COPD) kunnen een *V/Q-mismatch* veroorzaken. Een normale VP-scan sluit echter de aanwezigheid van een longembolie vrijwel uit.

Het resultaat

Een longembolie wordt veroorzaakt doordat een trombus, meestal in de diepe venen van de onderste extremiteit gevormd, loslaat en als trombo-embolus in de longvasculatuur een obstructie veroorzaakt. Grote trombi kunnen op de bifurcatie van de a. pulmonalis blijven steken, waardoor acute hemodynamische verschijnselen kunnen optreden, zoals acute rechtsdecompensatie en verlaging van de cardiac output (de zogeheten 'ruiterembolus'). Kleinere trombi zullen meer perifeer vastlopen. Meestal is er sprake van meerdere longembolieën, waarbij de basale longvelden het meest aangedaan zijn. Bij een longembolie treedt regelmatig een longinfarct op. Dit kan resulteren in ophoping van bloed en vocht in de alveoli in het geïnfarceerde gebied (waardoor eventueel presentatie met hemoptoë) of in het ontstaan van necrose met later fibrotisch litteken-weefsel. Pleura-effusie kan optreden als de viscerale pleura wordt geprikkeld. Alle bovengenoemde afwijkingen zijn op de gewone longfoto echter maar weinig specifiek voor de moeilijke diagnose longembolie. Een infarct is na 12 tot 24 uur op een X-thorax te zien als een smalle *hump-shaped* laesie met de basis aan de pleura (de zogeheten 'hobbel van Hampton'), maar ligt vaak tussen de oedemen en is dan moeilijk te zien.

De beelden

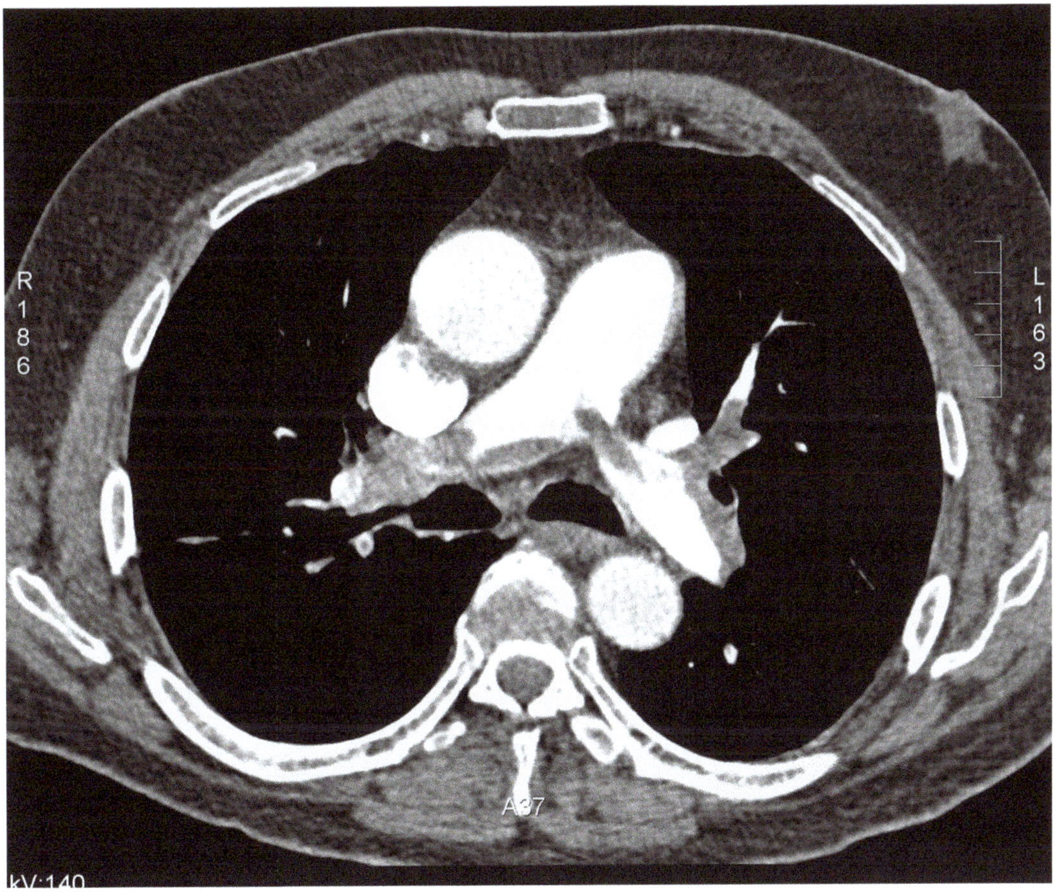

Figuur 14.1

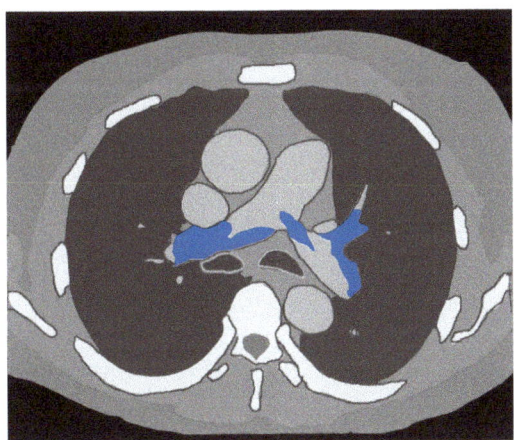

Figuur 14.2

Beschrijving van de beelden
Er is sprake van een massale longembolie met een embolus zowel in de linker als de rechter longarterie, zichtbaar als grijze uitsparingen in het contrast van de bloedvaten (figuur 14.1, afbeelding in vaatsetting). Rechts is er sprake van een focale verdichting van embolusmateriaal aan de wand en iets perifeer hiervan, terwijl ter plaatse van de afsplitsing van de truncus en de linker arterie een embolus te zien is. Dit is het beeld van een ruiterembolus (zie verklarende figuur 14.2).

Kernpunten

Bij een longembolie:
- is de diagnose klinisch moeilijk;
- is de conventionele thoraxfoto de eerste stap in de diagnostiek om andere afwijkingen uit te sluiten;
- is CTA of de VP-scan de eerstvolgende keuze wanneer de thoraxfoto geen afwijkingen toont;
- wordt als eerste een CTA gemaakt wanneer de thoraxfoto wél afwijkingen toont;
- is het te verwachten dat CTA de VP-scan zal vervangen.

15 Beeldvormende diagnostiek bij een longtumor

M. Ariës

Een 44-jarige man heeft sinds enige tijd last van hoesten met opgeven van sputum en af en toe een spoortje bloed. Hij is gedurende de laatste maanden ongeveer 7 kilo afgevallen en voelt zich erg vermoeid. Patiënt rookt sinds zijn zestiende jaar twee pakjes sigaretten per dag.

De aanvraag

Medische gegevens
Man, 44 jaar, hoesten met opgeven van sputum, af en toe hemoptoë, laatste tijd 7 kilo afgevallen, stevige roker.
Aangevraagd onderzoek
Thoraxfoto in twee richtingen.
Vraagstelling
Sterke verdenking op een longtumor. Toch infiltraat?

Bespreking

De aanvraag

De medische gegevens vermelden hemoptoë, roken en vermagering bij een 44-jarige man. Deze combinatie doet sterk vermoeden dat er sprake is van een longtumor. De differentiaaldiagnose van hoesten met hemoptoë is uitgebreider, maar juist de combinatie met gewichtsverlies en vermoeidheid zijn sterk verdacht voor een maligniteit. Dat wil niet zeggen dat andere acuut bedreigende aandoeningen zoals longembolie in de overwegingen bij het onderzoek vergeten mogen worden (zie casus 14 in het deel Borst). Ook is het verschil met een longontsteking soms minder duidelijk dan in de hier gepresenteerde patiënt (zie casus 13 in het deel Borst).

Op de conventionele opname van de thorax is een ruimte-innemend proces zichtbaar als dit groter is dan 0,5 cm. Bij voorkeur wordt de foto vergeleken met eerder vervaardigde opnames om te zien of er veranderingen in de afwijkingen zijn opgetreden. Bij patiënten met reumatoïde artritis bijvoorbeeld kunnen noduli in de longen optreden die verdacht veel lijken op metastasen. Door vergelijking kan men de foto beter interpreteren. De voorspellende waarde van een routine thoraxfoto is 70-80%. Deze wordt wat hoger bij een sterke klinische verdenking op een longtumor, omdat dan de minimale afwijkingen eerder als afwijkend zullen worden geïnterpreteerd. Dat betekent wel dat een groot deel van de longmaligniteiten op een gewone thoraxfoto gemist kunnen worden, wat deze techniek niet geschikt maakt voor screening op longkanker. Indien een afwijking wordt gezien op een thoraxfoto die samen met het klinisch beeld verdacht is voor een maligniteit, zoals in de hier gepresenteerde patiënt, dan is de diagnose longtumor nog niet zeker en zal histologische verificatie noodzakelijk zijn.

De techniek

Een conventionele röntgenopname van de thorax in twee richtingen is het geschiktste beeldvormende diagnosticum om mee te starten. De techniek van de thoraxfoto werd reeds beschreven in casus 11 in het deel Borst. Alle intrapulmonale processen zijn op de conventionele röntgenfoto als dense (witte) verandering van het normale patroon zichtbaar. Dat wil zeggen dat zowel een tumor als een infiltraat of geaspireerd vocht zichtbaar zullen zijn als witte vlekken op de foto. Het volgende onderzoek is de CT-scan van de thorax om de juiste lokalisatie en uitbreiding van de tumor in de thoraxholte vast te stellen en om te zien of er misschien al sprake is van uitzaaiing naar de overige longvelden of naar de hiluskliereren. Ook is het thans mogelijk om onderzoek te doen naar het weefseltype van een ruimte-innemend proces in de longen door gebruik te maken van positronemissietomografie (PET). De PET-scan is een nucleair geneeskundig onderzoek dat hier verder niet besproken zal worden. Opgemerkt dient nog wel te worden dat biopsie met aansluitend PA-onderzoek de definitieve diagnose geeft.

Het resultaat

Een maligniteit van het longweefsel kan zich op veel verschillende wijzen presenteren op de thoraxfoto. De verschillende histologische types verschillen over het algemeen weinig wat betreft het karakteristiek radiologisch beeld. Een witte, ronde densiteit (vlek) volledig omgeven door zwart longweefsel wordt geduid als een solitaire nodus. De longtumor heeft een andere densiteit dan het omliggende longweefsel, houdt daardoor meer straling tegen en wordt zichtbaar (wit). Vaak wordt dit beeld echter 'overschaduwd' door secundaire veranderingen distaal van de obstructie, zoals atelectase en infiltraatvorming. Het is nauwelijks mogelijk om deze reactieve veranderingen te differentiëren van bijvoorbeeld een simpele pneumonie. De leeftijd van de patiënt, unilaterale vergroting van de hilaire en mediastinale lymfeklieren, pure segmentale laesies, het totaal samenvallen van de long (collaps) en het niet verbeteren van het radiologisch beeld ondanks adequate therapie zijn erg suggestief voor de aanwezigheid van een maligniteit.

Het overgrote deel (ongeveer 80%) van de gevonden solitaire nodi blijkt uiteindelijk ofwel op een bronchuscarcinoom ofwel op een granuloom te berusten. De overige 20% van de laesies wordt veroorzaakt door carcinoïde tumoren, hamartomen, longembolieën, metastasen, reumatische nodi en vasculaire malformaties. Met de thoraxfoto en eerder vervaardigde foto's kan men trachten te differentiëren tussen maligne en benigne laesies, hoewel verder onderzoek in veel gevallen noodzakelijk is. Benigne kenmerken zijn massale, diffuse kalkafzettingen en een glad afgrensbare, symmetrische nodus die in twee jaar nauwelijks in grootte is toegenomen (granuloom). Een gelobde, sprieterige nodus, eventueel in combinatie met vele kleine nabijgelegen laesies (satellithaarden), op de röntgen- of CT-thoraxopname is verdacht voor een maligniteit. Dit is ook het geval wanneer de laesie invasief richting thoraxwand of mediastinum groeit. Om zo snel mogelijk duidelijkheid te verkrijgen over de precieze aard van een proces is pathologisch onderzoek nodig. Alvorens tot dit invasieve onderzoek over te gaan, is lokale stadiëring van de tumor door middel van een CT-scan van de thorax de methode van voorkeur.

15 BEELDVORMENDE DIAGNOSTIEK BIJ EEN LONGTUMOR

De beelden

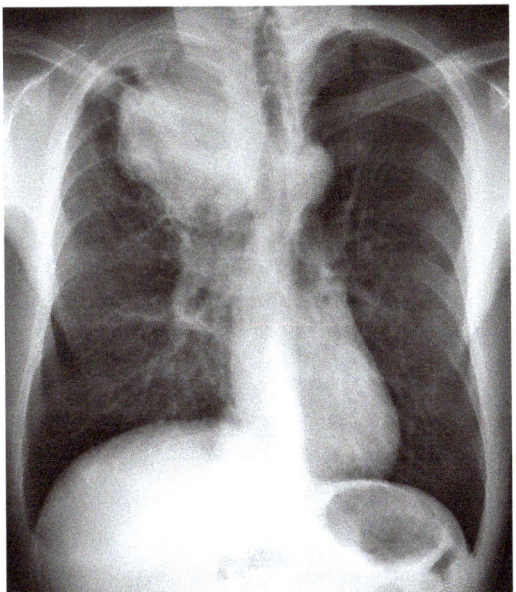

Figuur 15.1

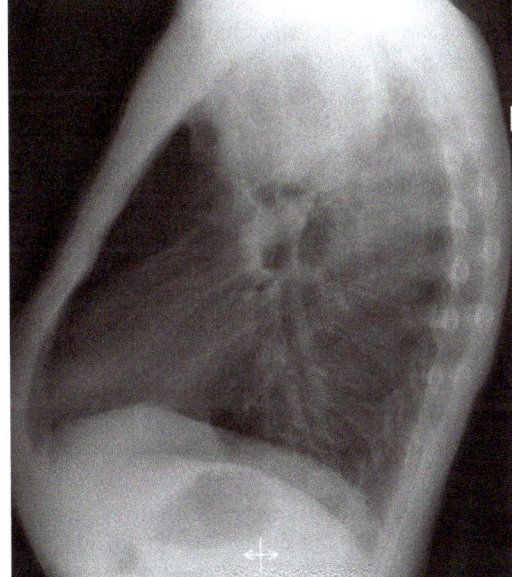

Figuur 15.2

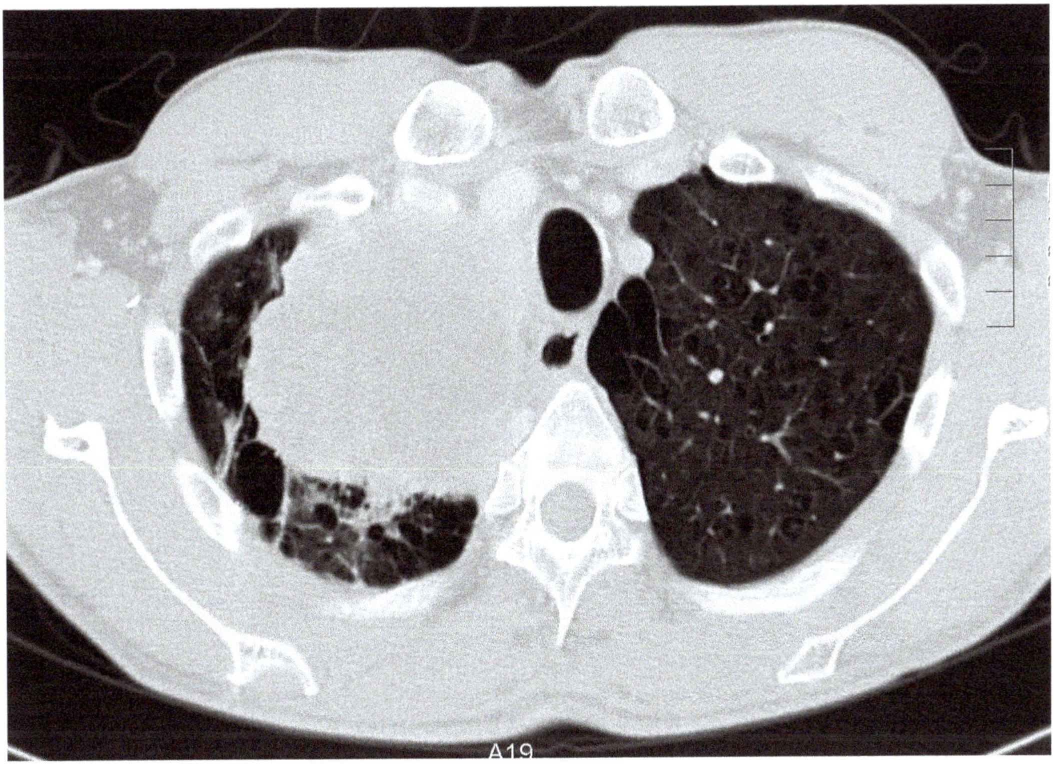

Figuur 15.3

Beschrijving van de beelden
Op de thoraxfoto (figuren 15.1 en 15.2) is een groot ruimte-innemend proces zichtbaar in de rechter bovenkwab met lichte verdringing van de trachea naar links. De rechter hilus is door dit proces vergroot. De hartfiguur en de contour van de linker hilus zijn normaal. Ook de overige longvelden en de sinus pleurae zijn normaal. Advies: aanvullend CT-onderzoek om de uitbreiding van de tumor in de rechter hilus nader te evalueren.

Er werd een CT-scan gemaakt waarvan hier een doorsnede in longsetting is afgebeeld (figuur 15.3). Op dit beeld is zichtbaar dat de tumor zich uitbreidt in het mediastinum en retrotracheaal met aantasting van de wand van de oesophagus. Het omgevende longweefsel liet emfysemateuze veranderingen zien. Voor de trachea werden enkele vergrote lymfeklieren gezien. Enige compressie van de v. cava superior en de v. brachiocefalica was zichtbaar (hier niet afgebeeld). De tumor had een diameter van 9 cm.

Kernpunten

Bij verdenking op een longtumor:
- is de thoraxfoto de techniek van voorkeur om een eerste indruk van eventuele pathologie te krijgen;
- moet verder onderzoek volgen indien de thoraxfoto normaal is. De differentiaaldiagnose is groot en kent enkele urgente afwijkingen zoals longembolie, die verder onderzoek noodzakelijk maken;
- is CT van de thorax de methode van voorkeur als aanvullend beeldvormend onderzoek.

16 Beeldvormende diagnostiek bij vergrote hilusklieren

E. van Asseldonk

Een vrouw van 49 jaar wordt verwezen wegens een onverklaarde vermoeidheid. Ze is af en toe wat kortademig. Haar voorgeschiedenis is blanco en zij heeft nooit gerookt.

De aanvraag

Medische gegevens
Vrouw, 49 jaar, onverklaarde moeheid, af en toe wat kortademig.
Aangevraagd onderzoek
X-thorax in twee richtingen.
Vraagstelling
Zijn er afwijkingen? Zijn er aanwijzingen voor vergrote hilusklieren?

Bespreking

De aanvraag

Op basis van het klinisch onderzoek en de anamnese is het vrijwel onmogelijk om een onderscheid te maken tussen algemene longafwijkingen en meer specifieke afwijkingen zoals een longtumor. Een X-thorax is een snelle en relatief eenvoudige manier om grove afwijkingen op te sporen. Bij deze patiënt is het aanvragen van een foto dan ook eerder een verkennend dan een zuiver diagnostisch onderzoek. Bij deze vraagstelling is de gewone thoraxfoto de techniek van voorkeur. De klachten zijn niet specifiek genoeg om een waarschijnlijkheidsdiagnose op te stellen, maar naast een meer benigne vorm van kliervergroting zoals sarcoïdose, kan ook gedacht worden aan maligne kliervergroting. De thoraxfoto is een goed vertrekpunt om de diagnostiek op weg te helpen.

De techniek

Voor de bespreking van de techniek van de normale thoraxfoto wordt verwezen naar casus 11 in het deel Borst. In die gevallen waarbij het mediastinum niet goed of onvoldoende kan worden afgebeeld, of indien er op de conventionele thoraxfoto afwijkingen vermoed worden die nadere beeldvorming behoeven, kan aanvullend een CT-scan van de thorax worden gemaakt om de anatomie van het mediastinum in beeld te brengen. CT geeft veel meer informatie over de hilus dan de conventionele thoraxfoto.

Het resultaat

Sarcoïdose is een systemische aandoening die onder andere gekarakteriseerd wordt door granulomateuze vergroting van de hilaire lymfeklieren. Het is onduidelijk waardoor de aandoening wordt veroorzaakt. Een karakteristiek sarcoïde granuloom is een compacte structuur die bestaat uit aggregaten van mononucleaire fagocyten en reuscellen, omgeven door een wal van voornamelijk T-helpercellen, zonder centrale necrose. In de meeste gevallen verdwijnen de granulomen spontaan, met weinig of geen restschade. De granulomen kunnen in elk orgaan worden gevonden. De organen die het vaakst worden aangedaan zijn longen (95%), huid (16%), lymfeklieren (15%), ogen (12%) en lever (11%).

Sarcoïdose wordt in de helft van de gevallen bij toeval ontdekt tijdens een routinecontrole, aangezien de meeste patiënten weinig tot geen klachten hebben. Als er bij een patiënt tussen 20 en 40 jaar zonder klachten toevallig bilateraal vergrote hilusklieren op een X-thorax worden gevonden, dan is de diagnose vaker sarcoïdose en minder vaak een maligniteit of een infectie.

Het karakteristieke radiologische beeld is echter niet altijd aanwezig en indien aanwezig kan het gecombineerd voorkomen met afwijkingen zoals infiltraten. Deze afwijkingen in het longweefsel worden veroorzaakt door ophopingen van ontstekingscellen en granulomen die de normale longarchitectuur verstoren. Zelden is ook de pleura betrokken bij de aandoening.

Kenmerkend zijn de afwijkingen op de foto. Er is een verbreding van het mediastinum zichtbaar die bestaat uit een bolvormige uitbochting van de schaduwfiguur van de hilus beiderzijds. Op de foto zijn deze solide structuren ten opzichte van het longweefsel zichtbaar als witte structuren. Op de zijdelingse foto valt dit witte weefsel nog meer op doordat de trachea in dit weefsel zwarter lijkt. Hierdoor ontstaat een beeld dat wel wordt vergeleken met een hamburger. Naast de kenmerkende bilaterale hiliskliervergroting zijn in een verder stadium van de ziekte andere afwijkingen op de thoraxfoto zichtbaar, zoals infiltraten en fibrotische veranderingen.

Denkt men echter aan een hilaire tumor – bijvoorbeeld een maligne lymfoom, een primair bronchuscarcinoom of uitgebreide metastasen – als oorzaak voor de lymfkliervergroting, dan is histologisch bewijs van de diagnose sarcoïdose nodig. Radiologie speelt bij het vervolgen van het beloop van sarcoïdose een belangrijke rol. Wordt na korte tijd (een maand) afname gezien van de omvang van de klieren, dan kan men overwegen (nog) geen behandeling te starten. Is de lymfklieromvang niet afgenomen of is er zelfs een progressief beeld, dan kan gestart worden met medicamenteuze therapie in de vorm van corticosteroïden.

16 BEELDVORMENDE DIAGNOSTIEK BIJ VERGROTE HILUSKLIEREN

De beelden

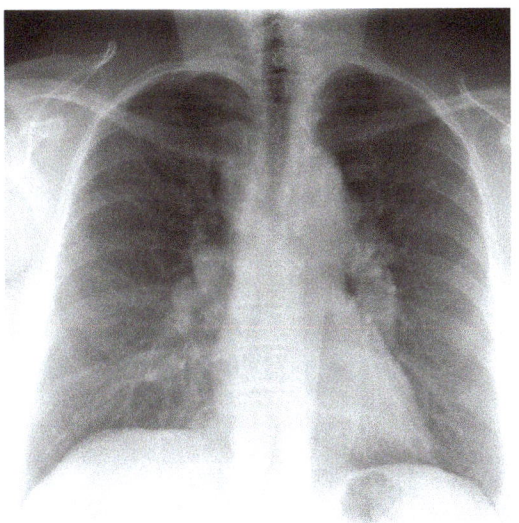

Figuur 16.1

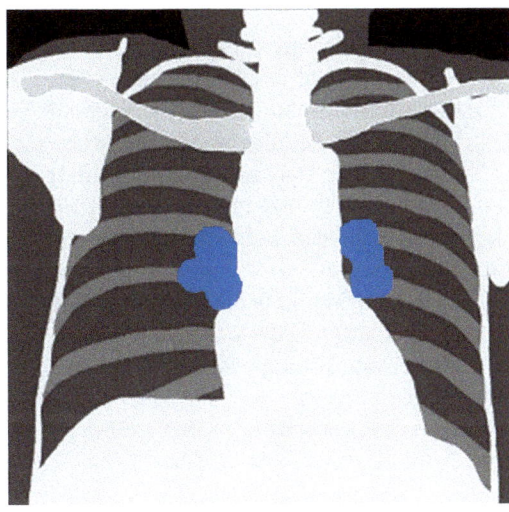

Figuur 16.2

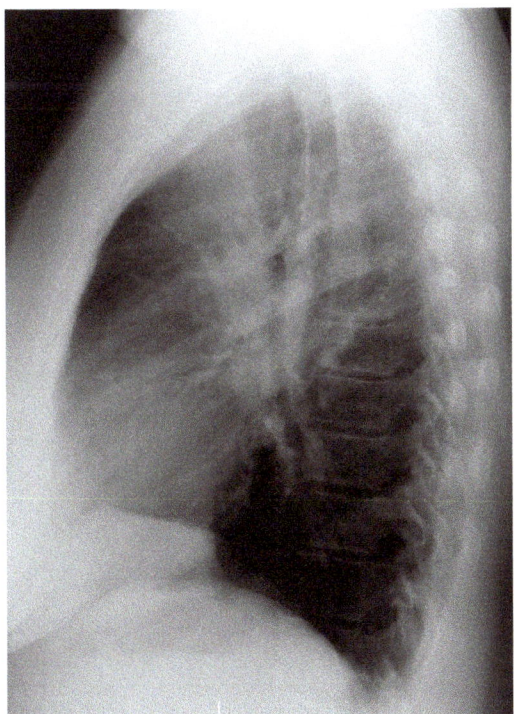

Figuur 16.3

Beschrijving van de beelden

Bij deze patiënt laat de PA-thoraxfoto (figuur 16.1) een polycyclische verbreding van de hilus zien (aangegeven met blauw op de verklarende figuur 16.2). Op de zijdelingse opname (figuur 16.3) vallen de vergrote hilaire klieren op doordat ze witter zijn dan normaal en doordat de luchtfiguur van de trachea veel zwarter oogt dan normaal (*hamburger sign*). Er zijn geen andere afwijkingen zichtbaar op deze opname. De verdenking op een maligniteit bij deze patiënt was laag en daarom was verder onderzoek niet geïndiceerd. Op grond van deze foto werd een afwachtend beleid zonder therapie gevoerd en de controle-thoraxfoto na een jaar liet geen afwijkingen meer zien.

Kernpunten

Hilaire lymfekliervergroting:
- is meestal goed te zien op een normale thoraxfoto als een witte bolvormige uitbreiding van de hilus waarin de luchtfiguur van de trachea wat zwarter lijkt;
- is radiologisch niet te onderscheiden in goedaardige dan wel kwaadaardige vergrotingen;
- bij verdenking op een kwaadaardig lymfoom is altijd verder onderzoek door middel van CT en biopsie geïndiceerd.

17 Beeldvormende diagnostiek bij subcutaan emfyseem

E. van Asseldonk

Een man van 56 jaar, bekend met een grootcellig longcarcinoom rechts paracardiaal, meldt zich op de polikliniek longziekten. Er wordt een bronchoscopie verricht vanwege verdenking op lymfekliermetastasen in het mediastinum. Tijdens de bronchoscopie worden enkele transbronchiale biopten genomen uit het mediastinum. Na de bronchoscopie wordt bij de patiënt een zwelling in de hals gezien die bij palpatie knisperend aanvoelt en die past bij lucht in de subcutane weefsels.

De aanvraag

Medische gegevens
Man, 56 jaar, bekend met grootcellig longcarcinoom paracardiaal rechts. Status na bronchoscopie met transbronchiale biopten. Afwijkingen in de hals, verdacht voor subcutaan emfyseem.
Aangevraagd onderzoek
X-thorax.
Vraagstelling
Waar zit het emfyseem?

Bespreking

De aanvraag

Met het aanvragen van een thoraxfoto wordt allereerst een bevestiging van het klinische vermoeden gevraagd. Het is bekend dat er een verhoogde kans is op interstitiële lucht na een bronchoscopie. In dit geval wil de clinicus weten of er lucht aanwezig is op nog andere plaatsen dan subcutaan in de hals. Behalve in de structuren onder de huid kan zich tevens lucht bevinden in de pleuraholte, in het mediastinum en in het retroperitoneum. Klinisch is dit moeilijk te bepalen. Echter, gezien het feit dat al deze structuren met elkaar in verbinding staan of slechts gescheiden worden door een kwetsbare en dunne serosa, is de kans erg groot dat zich ook in deze compartimenten lucht bevindt.
Er zijn drie pathologische situaties denkbaar waardoor er lucht in het interstitiële weefsel kan komen. De eerste mogelijkheid is door gasvormende micro-organismen. De tweede mogelijkheid is door beschadiging van de huid of mucosa. De derde mogelijkheid is door een (te) grote drukgradiënt tussen de alveoli en het interstitiële weefsel. Het tweede mechanisme is het waarschijnlijkst, aangezien het klinische beeld zich ontwikkelde na bronchoscopie met transbronchiale biopten.
In de literatuur wordt de pneumothorax als complicatie van een bronchoscopie beschreven in ongeveer 0,16% van alle bronchoscopieën verricht

met een flexibele scoop en bij 4% van de bronchoscopieën met transbronchiale biopten. Een pneumomediastinum wordt zelden beschreven als complicatie van een bronchoscopie met transbronchiale biopten, maar het ontstaan van een pneumomediastinum is goed te verklaren uit de beschreven beschadiging van het epitheel, waardoor lucht via het interstitiële longweefsel weglekt naar het mediastinum.

De techniek

Zoals bekend wordt lucht op een röntgenfoto zwart afgebeeld. Lucht zal zich in verschillende weefsels op verschillende wijzen verspreiden, afhankelijk van de structuur van het betreffende weefsel. In een hol orgaan zal de lucht zich gelijkmatig over de gehele holte verdelen en als een egaal zwarte vlek zichtbaar zijn op de röntgenfoto (denk aan lucht in de pleuraholte). Lucht in vetweefsel zal zich diffuus rondom het vet verspreiden en een wolkachtig of bloemkoolachtig patroon veroorzaken. Lucht in spierweefsel zal zich diffuus verspreiden rondom de spiervezels en een streperig of veerachtig patroon geven.
Om lucht in de pleuraholte (pneumothorax) aan te tonen, dient men op een aantal zaken te letten.

Lucht verplaatst zich altijd naar het hoogste punt. Bij een staande thoraxfoto zal men dus moeten letten op een zwarte schil in de longapex waarin geen vaattekening zichtbaar is. Bij een liggende foto zal de lucht zich anterior van de long (hoogste punt) bevinden en is slechts een verschil in radiolucentie zichtbaar tussen linker- en rechterlong (in het geval van een enkelzijdige pneumothorax). Voor het stellen van de diagnose pneumothorax aan de hand van een X-thorax bij een patiënt in liggende positie kan verder gelet worden op verhoogde radiolucentie van de lever door lucht boven de lever en op een *deep sulcus sign* (de hoek tussen ribben en diafragma zal verder naar inferior doorlopen in verband met lucht die zich hier bevindt). Bij twijfel kan eventueel een X-thorax worden gemaakt in zijligging met horizontale stralengang.

Het resultaat

Op de X-thorax richten wij onze aandacht primair op aanwijzingen voor lucht buiten de longen. Allereerst bekijken we de beide thoraxhelften (figuur 17.1). De longen liggen goed aan en behoudens de tumor rechts paracardiaal is er geen verschil in radiolucentie tussen rechter- en linkerlong.

De beelden

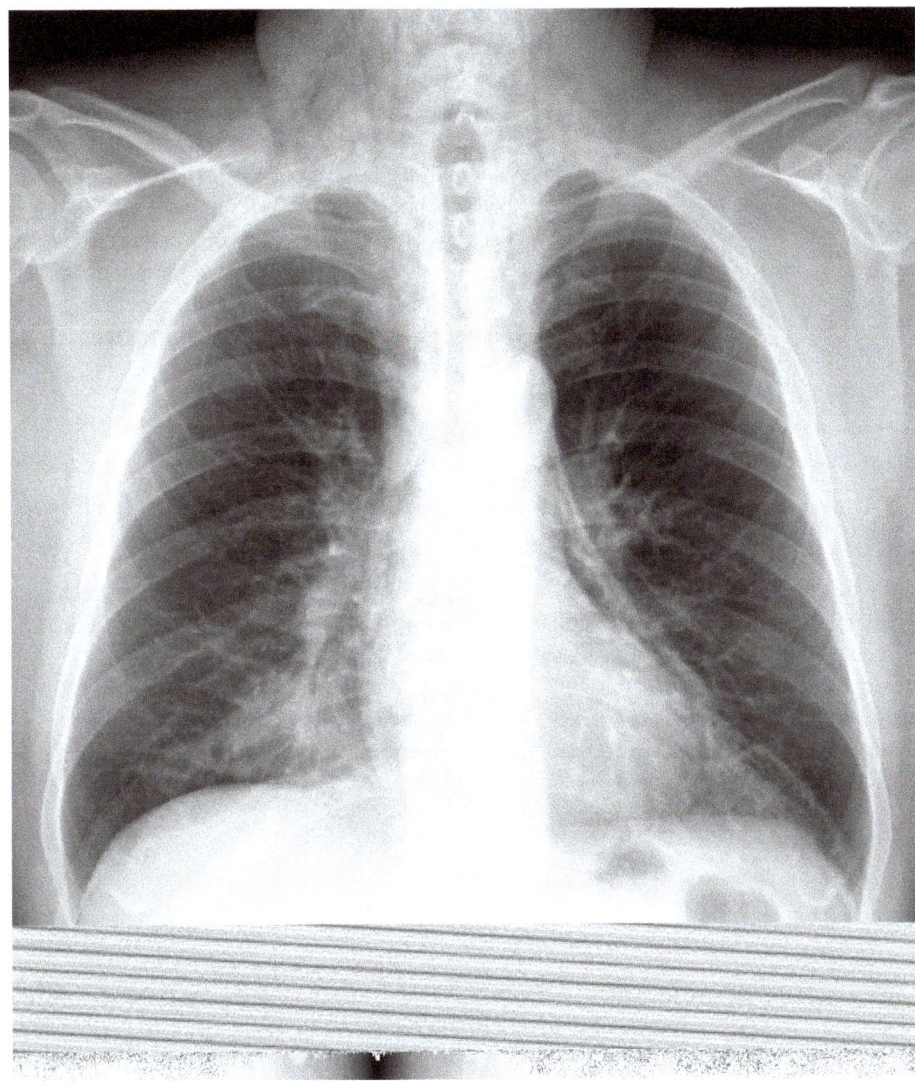

Figuur 17.1

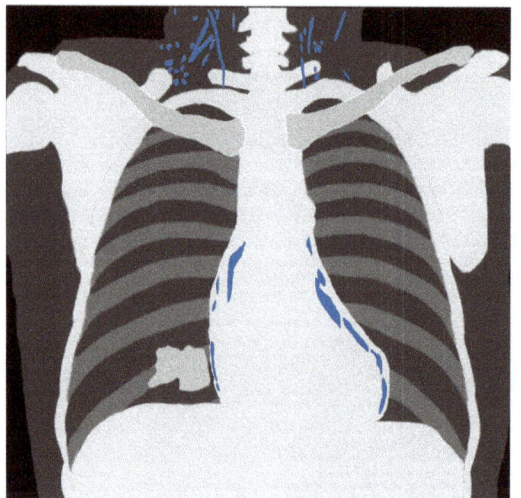

Figuur 17.2

binnen het pericardweefsel vrij zelden voorkomt. Daarnaast zijn er zwarte streepvormige structuren zichtbaar in de hals. Zoals boven beschreven is dit patroon kenmerkend voor lucht die zich bevindt tussen spiervezels. In dit geval tussen de spiervezels van de m. sternocleidomastoideus beiderzijds. Verder valt lateraal in de hals een bloemkoolachtig patroon op. Dit past bij lucht in het subcutane vetweefsel. Op deze afbeelding is het niet te beoordelen of er ook lucht retroperitoneaal aanwezig is, omdat lever en maag zich anterieur hiervan bevinden zodat nauwkeurige beoordeling onmogelijk is. Paracardiaal rechts is de longtumor zichtbaar (zie figuur 17.2).

Kernpunten

Beschrijving van de beelden
Op figuur 17.1 is het hart van het omringende longweefsel afgescheiden door een donkere schil (lucht) waarin geen longweefsel zichtbaar is (aangegeven op figuur 17.2). Dit beeld past bij een pneumomediastinum. Eventueel kan men hierbij ook denken aan een pneumopericard. Pericardweefsel is echter zeer sterk, zodat lucht

Bij lucht op pathologische plaatsen:
– is de conventionele thoraxfoto de techniek van voorkeur voor de diagnose lucht buiten het longweefsel;
– is kennis van de normale anatomie doorslaggevend bij de bepaling van de uitbreiding en plaats van deze lucht.

Deel 4 Buik

18 Het normale CT-onderzoek van het abdomen

A. der Kinderen

Een man, Somaliër, van 35 jaar komt na een vechtpartij met een stomp buiktrauma op de Spoedeisende hulp. Hij heeft pijn in de buik en een tachycardie. Zijn hemoglobineconcentratie (Hb) daalt met 1 punt tijdens de observatie. Hij is erg onrustig. De man is aanspreekbaar maar spreekt geen Nederlands en een tolk is niet in de buurt. Het echografisch onderzoek van het abdomen laat geen afwijkingen zien. Er wordt een CT-scan van het abdomen aangevraagd om een miltruptuur met zekerheid uit te sluiten, aangezien het klinische beeld erg onduidelijk is. Gezien de vechtpartij en de onbetrouwbare anamnese werd er nog meer beeldvormend onderzoek verricht, zoals een CT van de hersenen en van de thorax, om bloedingen uit te sluiten, maar deze onderzoeken worden in de casus niet besproken.

De aanvraag

Medische gegevens
Man, 35 jaar, betrokken bij vechtpartij. Anamnese nauwelijks mogelijk. Onduidelijk klinisch beeld met tachycardie en Hb-daling.
Aangevraagd onderzoek
CT abdomen.
Vraagstelling
Is er sprake van abdominaal bloedverlies?

Bespreking

De aanvraag

De aanvraag heeft betrekking op het vervaardigen van een spoed-CT. Het is gebruikelijk om bij deze indicatie intraveneus contrast toe te dienen om vaatletsel en letsels van parenchymateus weefsel in het abdomen aan te tonen of uit te sluiten. Het beeld van een onrustige patiënt met tachycardie in combinatie met een Hb-daling is ernstig en rechtvaardigt de snelst mogelijke en optimale diagnostiek. Na echografie van het abdomen werd allereerst een CT van de hersenen gemaakt, die geen afwijkingen liet zien. Een bloeding intracerebraal werd hiermee uitgesloten.

De techniek

De patiënt wordt voor het routineonderzoek met de rug op de CT-tafel gelegd. In de arm wordt een infuus aangebracht voor het contrastmiddel zodat de vaten op de CT-beelden als witte structuren zichtbaar zijn. Als eerste wordt een topogram gemaakt waarop de transversale coupes worden uitgezet. De plakdikte van de coupes bij een standaard CT-onderzoek van het abdomen bedraagt 3 mm. De duur van het onderzoek van het abdomen met een multislice-CT bedraagt in totaal ongeveer 15 minuten, waarvan slechts twintig tot dertig seconden nodig zijn om de beelden te vervaardigen. De rest van tijd moet worden besteed aan het verplaatsen van de patiënt en het reconstrueren van de beelden. Voor verdere achtergronden van de werking van de CT wordt verwezen naar casus 2 in het deel Techniek.

Het resultaat

Uit de gehele serie van 197 beelden die bij deze patiënt werden verkregen, zijn hier ter illustratie vier doorsneden van het abdomen afgebeeld. De beoordeling van een CT van het abdomen geschiedt volgens een vergelijkbaar patroon als die van de hersenen (casus 5 in het deel Hoofd) of de thorax (casus 12 in het deel Borst). Opnieuw is het van belang de normale anatomie te herkennen. De lever met galblaas, de milt, de met lucht of vocht gevulde maag (figuren 18.1 en 18.2) en de nieren (figuur 18.3) zijn de vaste herkenningspunten. Ook het verloop en de aftakkingen van de aorta en de v. cava zijn door het contrast goed van de omgeving af te grenzen en vormen belangrijke markeringstekenen. In het kleine bekken wordt gezocht naar asymmetrie van spieren en (andere) structuren (figuur 18.4). Bij deze patiënt kwam de pancreas goed in beeld (figuur 18.2), terwijl ook de grote abdominale vaten zoals de v. portae in de leverhilus (figuur 18.1) en de a. renalis rechts (figuur 18.3) goed in beeld kwamen.

De beelden

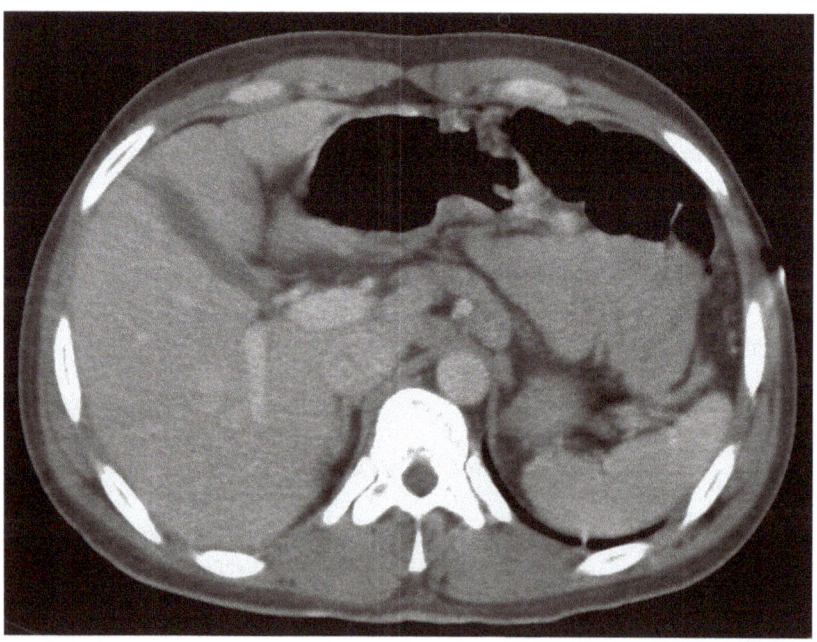

Figuur 18.1

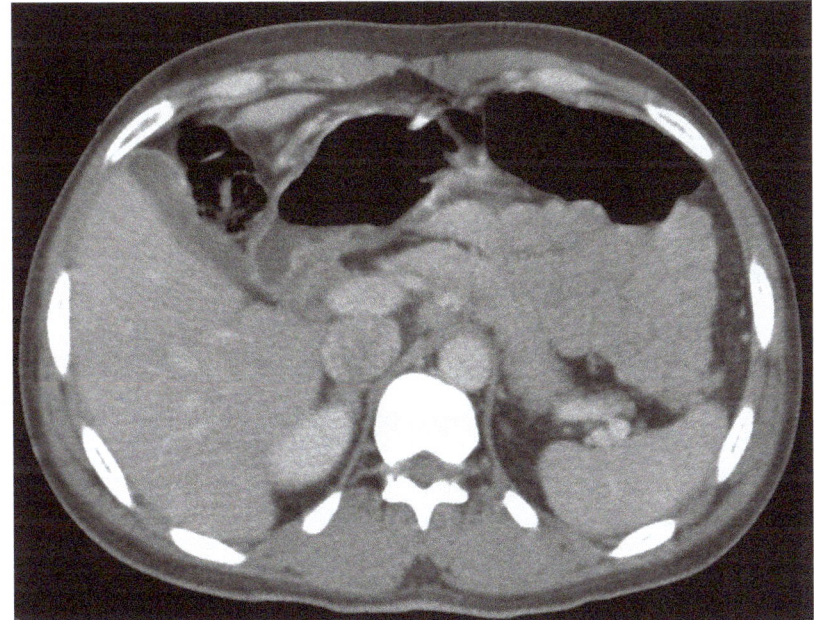

Figuur 18.2

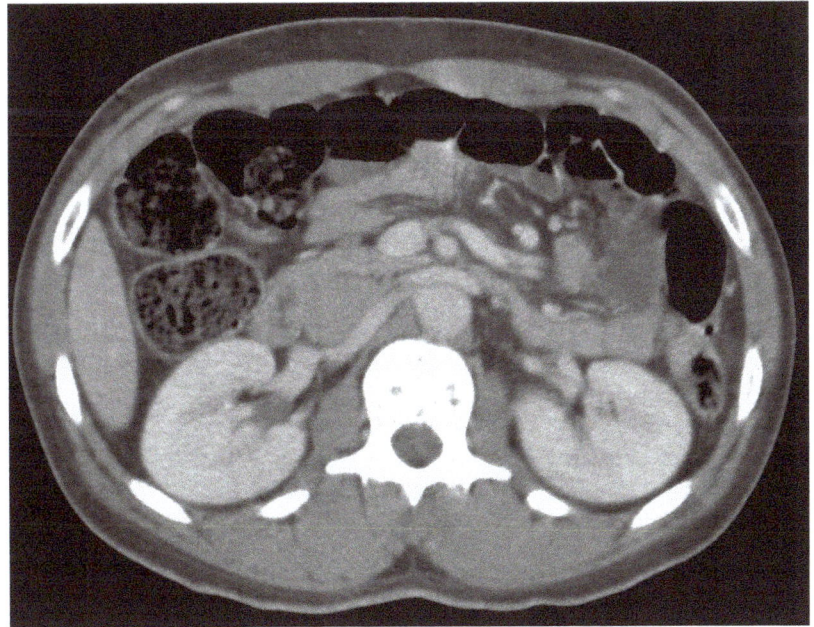

Figuur 18.3

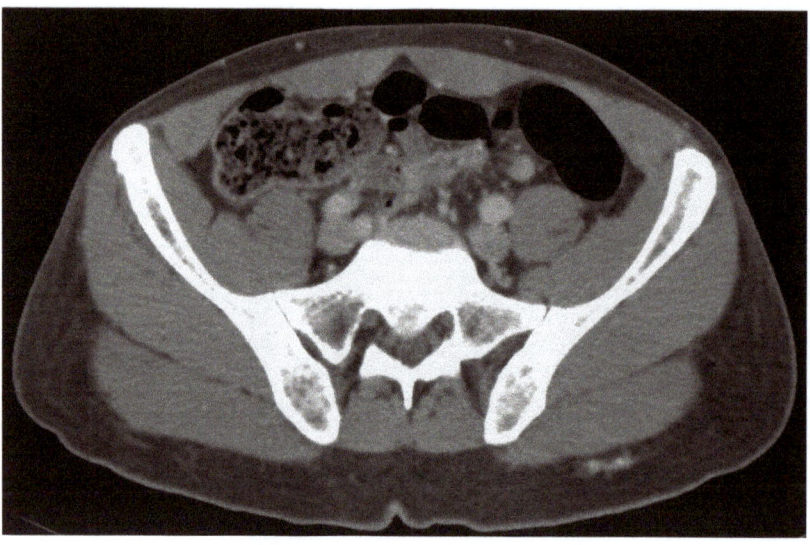

Figuur 18.4

Beschrijving van de beelden
Op de gemaakte opnamen is het abdomen afgebeeld vanaf het diafragma tot en met het perineum. Er is een normaal beeld van lever en galblaas met een normale vorm, grootte en ligging van de milt. De pancreas, nieren en bijnieren worden normaal afgebeeld. Het vullingsbeeld van de bloedvaten is normaal. Er zijn geen radiologische tekenen van een parenchymateuze laesie. Er is geen lucht of vocht vrij in het abdomen. Veel lucht is er in de maag en het colon, met name in het transversale deel. Het abdomen levert een radiologisch normaal beeld.

De patiënt werd ter observatie opgenomen. Na verloop van tijd recupereerde hij spontaan. De hulp van een tolk werd ingeroepen. Achteraf bleek patiënt een qat-gebruiker te zijn. Qat is een plant waarvan de bladeren worden gekauwd. Daarbij komt cathinone vrij, een stof die vergelijkbaar is met amfetamine. De bijwerkingen van een overdosis qat zijn tachycardie en geestelijke onrust. De Hb-daling kan verklaard worden uit de grote hoeveelheid vocht die intraveneus werd toegediend toen aan een shock gedacht werd.

Kernpunten

De CT van het abdomen:
- is de methode van voorkeur bij het afbeelden van orgaanletsels in het abdomen;
- is nauwkeuriger in de anatomische afbeelding van de organen dan de echografie;
- vereist intraveneus contrast om vaatletsels en parenchymateuze letsels te kunnen herkennen;
- is minder nauwkeurig dan echografie in het ontdekken van vrij vocht in de buikholte;
- geeft een hoge stralingsbelasting.

19 Echografisch onderzoek van de lever

B. Looij

Een 24-jarige man ondergaat als gezonde proefpersoon in een wetenschappelijk onderzoek een echo van de lever. Hij heeft een blanco medische voorgeschiedenis en geen gezondheidsklachten.

De aanvraag

Medische gegevens
Man, 24 jaar, proefpatiënt.
Aangevraagd onderzoek
Echografie van de lever.
Vraagstelling
Geen.

Bespreking

De aanvraag

Veel patiënten die aangeboden worden voor echografie van de lever of van de bovenbuik hebben vrij aspecifieke klachten. Het is daarom altijd belangrijk om in de voorgeschiedenis die klachten te distilleren die als rode vlag kunnen dienen. Pijn in de bovenbuik kan bij een groot aantal ziektebeelden passen en hoe preciezer de aanvraag is, des te beter zal het onderzoek uitgevoerd kunnen worden. Als voorbeeld wordt in deze casus het uitvoeren van een echografisch onderzoek van de lever gepresenteerd. Het is een goede methode om de lever in beeld te krijgen. Het onderzoek is niet-invasief, snel en betrouwbaar in ervaren handen.

De techniek

De echografie van de lever van een volwassene wordt uitgevoerd met een convexe of *curved array*-transducer. Deze produceert een divergerende geluidsbundel waardoor een groot onderzoeksveld ontstaat. De dieper gelegen lagen worden beter gevisualiseerd bij een lagere frequentie. In de praktijk wordt normaliter een gemiddelde frequentie van 3,5 MHz gebruikt; het is verstandig om bij dikkere mensen een lagere frequentie (2,5 MHz) en bij slankere personen een hogere frequentie (5 MHz) te gebruiken.
De onderzoeker moet een ruimtelijk beeld van de anatomie van de lever in zijn hoofd hebben om de doorsneden door de lever te kunnen reconstrueren. De onderzoeker dient vertrouwd te zijn met de structuren die afgebeeld worden op een beeld in drie hoofdvlakken: het coronale, het sagittale en het transversale vlak. Twee van deze drie vlakken zijn erg belangrijk voor de lever: het sagittale en het transversale vlak. Sagittale doorsneden worden bekeken vanaf de rechterkant van het lichaam en transversale doorsneden worden (net zoals bij de CT-scan) van caudaal (onderaf) bekeken.

De uitvoering

De patiënt ligt op de rug en legt de rechterarm onder het hoofd zodat de lever van alle kanten benaderd kan worden. De onderzoeker begint het onderzoek vervolgens met een transversale doorsnede, net onder de processus xiphoideus (figuur 19.1). Men vraagt de patiënt in te ademen en zoekt in deze stand het uiteinde van de linker leverkwab (figuur 19.2). Na beoordeling hiervan wordt de transducer naar rechts verplaatst totdat de v. portae goed in beeld is gekomen. Door nu de transducer parallel aan de v. portae te draaien en deze naar caudaal te vervolgen, komt men in de leverhilus uit. Vervolgens plaatst de onderzoeker de transducer weer in transversale positie. Hoog in het transversale vlak treft men de leververnen die uitmonden in de v. cava inferior. Wanneer de transducer naar beneden gekanteld wordt, kan een groot deel van het leverparenchym gezien worden. Door de transducer langzaam in sagittale stand naar rechts te bewegen, is het mogelijk het leverparenchym verder te bekijken (figuren 19.3 en 19.4). Op deze manier maakt de onderzoeker een langzame beweging, startend onder het xifoïd en via de onderkant van de rechter ribbenboog geheel rechts eindigend (figuren 19.5 en 19.6). Het leverparenchym wordt in sagittale coupes verder bekeken. Van lateraal naar mediaal wordt de linker leverkwab bekeken. De transducer wordt verder van mediaal naar lateraal over de lever verplaatst totdat de gehele rechterkant van de lever in beeld gebracht is. Het is heel belangrijk om de gehele lever in beeld te brengen.

Tips bij de uitvoering

De lever verplaatst bij inademing naar caudaal en komt dan voor een groot deel onder de ribbenboog te voorschijn waardoor hij beter te visualiseren is. Vraag de patiënt daarom diep in te ademen en deze ademteug vast te houden totdat er een mooie doorsnede is ontstaan van het gebied van de lever dat onderzocht moet worden.

Indien de patiënt storende hoeveelheden gas in de darm heeft, kan men wat druk op de transducer uitoefenen om het gas weg te duwen. Een andere methode is om de patiënt op zijn zij te draaien, zodat de darmen door de zwaartekracht wat naar lateraal verplaatst worden. Indien het ondanks deze tips nog moeilijk is om de lever onder de ribbenboog in beeld te krijgen, kan altijd nog intercostaal gekeken worden. De intercostale ruimte wordt vergroot bij inspiratie. Dus ook bij intercostale beeldvorming is het nuttig om de patiënt te vragen om een ademteug te nemen en deze vast te houden.

Het resultaat

Vaardigheid in de uitvoering van het onderzoek, bestaande uit een combinatie van behendigheid, ervaring en anatomische kennis, is zeer belangrijk. Belangrijk is eveneens dat de onderzoeker op de hoogte is van de sterke punten van het onderzoek, maar tegelijkertijd ook de beperkingen kent. Het vermogen om de patiënt te stimuleren actief aan het onderzoek mee te werken draagt bij aan een positief resultaat. Angstige patiënten dienen op hun gemak gesteld te worden. Echografisch onderzoek van de lever is een dynamisch onderzoek. Daarom zou een videoregistratie van alle bewegingen die de patiënt maakt (zoals kloppende bloedvaten of ademhalingsbewegingen) en die de onderzoeker maakt met zijn transducer, eigenlijk de beste manier zijn om de beelden te beoordelen. De kwaliteit van de statische afbeeldingen is zeer afhankelijk van het moment van vastleggen, dat door de uitvoerend onderzoeker wordt bepaald, en zulke afbeeldingen laten niet de dynamiek van de techniek zien.

De betrouwbaarheid van het echografisch onderzoek is sterk afhankelijk van de ervaring en kennis van de uitvoerend onderzoeker. Daarom is het beoordelen van enkele plaatjes, los van het dynamische onderzoek, eigenlijk weinig zinvol. Alleen als onderbouwing van een goed verslag, waarbij de afwijkingen duidelijk afgebeeld kunnen worden, is toevoeging van enkele momentopnamen van het echografisch onderzoek aan het verslag zinvol. Het maken van een foto is een kwestie van op de knop drukken, maar het maken van die enkele afbeeldingen die ertoe doen vergt veel oefening en dat geldt ook voor het maken van een adequaat verslag waarin de onderzoeker nauwkeurig en leesbaar aangeeft wat zijn bevindingen precies zijn.

19 ECHOGRAFISCH ONDERZOEK VAN DE LEVER

De beelden

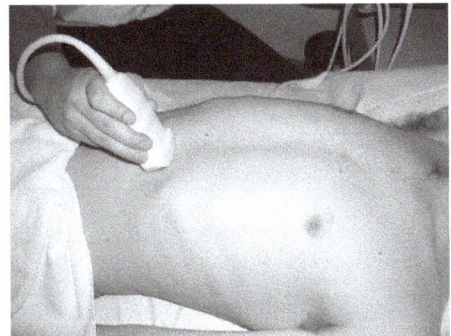

Figuur 19.1

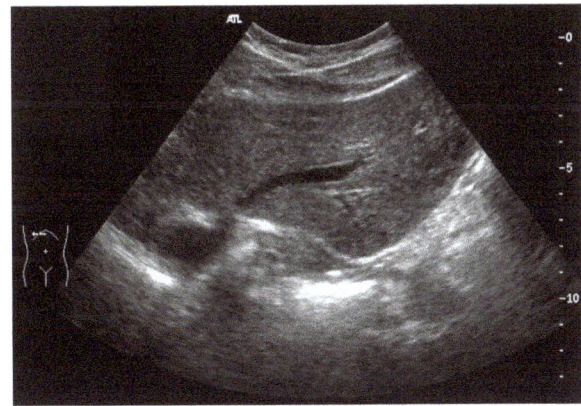

Figuur 19.2

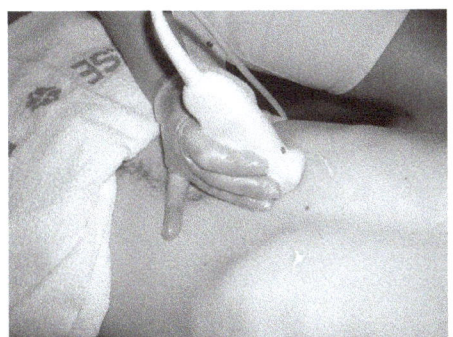

Figuur 19.3

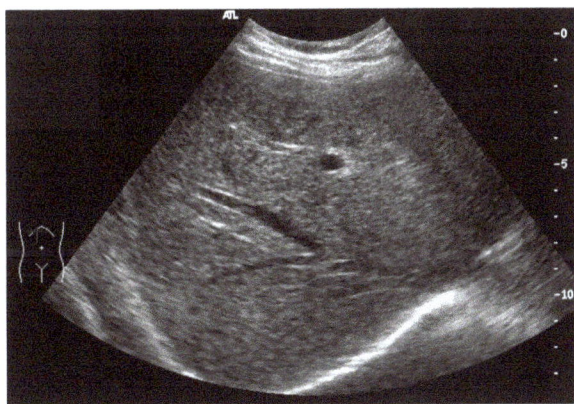

Figuur 19.4

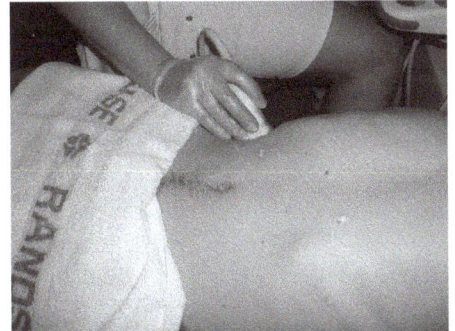

Figuur 19.5

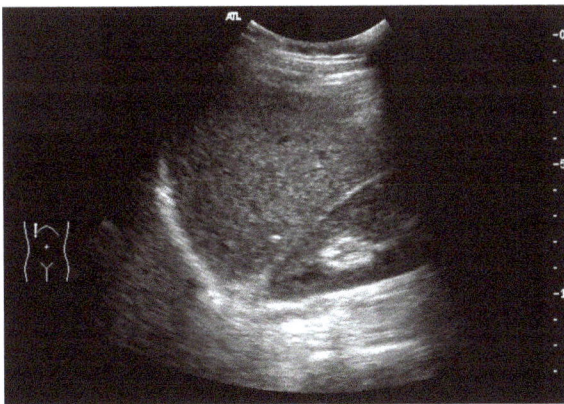

Figuur 19.6

Kernpunten

Echografie van de lever:
- is het onderzoek van voorkeur wanneer een snelle en patiëntvriendelijke beeldvorming noodzakelijk is;
- is een techniek waarvoor grote vaardigheid vereist is;
- is in ervaren handen zeer betrouwbaar;
- is een dynamisch onderzoek waarbij een videodocument te prefereren is boven een plaatje;
- is een onderzoek waarbij het verslag van de onderzoeker belangrijker is dan het plaatje.

20 Beeldvormende diagnostiek bij een maag-darmperforatie

H. Joosten

Een 64-jarige dame wordt binnengebracht op de Spoedeisende hulp met sinds twee uur plots ontstane, toenemende, hevige pijn in haar rechterflank, toenemend bij beweging (vervoerspijn). Ze is daarbij misselijk en braakt frequent. Zij is bekend met een plaveiselcelcarcinoom van de cervix, waarvoor tumorresectie en aanvullend radiotherapie. In verband met chronische pijnklachten gebruikt mevrouw dagelijks pijnstilling (NSAID's). Bij lichamelijk onderzoek wordt een zieke, brakende vrouw gezien met bij auscultatie spaarzame peristaltiek. Bij palpatie van het abdomen is er sprake van défense musculaire en forse loslaatpijn, maximaal in het linker bovenkwadrant.

De aanvraag

Medische gegevens
Vrouw, 64 jaar, bekend met gemetastaseerd cervixcarcinoom en chronisch NSAID-gebruik. Nu acuut ontstane bovenbuikklachten, maximaal in het linker bovenkwadrant, met défense musculaire en loslaatpijn.
Aangevraagd onderzoek
Staande PA-thoraxfoto.
Vraagstelling
Zijn er aanwijzingen voor vrije lucht in de buik?

Bespreking

De aanvraag

De patiënt presenteert zich met klachten die wijzen op een acuut geprikkelde buik. De differentiaaldiagnose van een acuut geprikkelde buik is uitgebreid en loopt bij een patiënt van deze leeftijd van een diverticulitis van het sigmoïd tot en met een geruptureerde aorta.
Mevrouw is bekend met een cervixcarcinoom waarvoor zij een operatie en bestraling als behandeling heeft gehad. Dit zijn belangrijke anamnestische gegevens, maar aangezien zij hiervan al geruime tijd geen klachten meer heeft ondervonden, zijn de acuut ontstane klachten minder waarschijnlijk aan deze oorzaak toe te schrijven. Vanwege de leeftijd, het medicijngebruik (NSAID's zonder maagprotectie) en de locatie van de pijn, is op dit moment waarschijnlijker dat er sprake is van een perforatie van een reeds langer bestaand ulcus pepticum. Een darmperforatie veroorzaakt door tumordoorgroei mag echter niet bij voorbaat worden uitgesloten.
Bij een perforatie van een hol orgaan in de buik treedt niet alleen lucht maar ook darmvocht en/of -inhoud uit de darm. Dit veroorzaakt een prikkelingsbeeld waarbij de darmen stil komen te liggen: een (paralytische) ileus. De staande thoraxfoto is een snelle en effectieve methode om vrije lucht aan te tonen.

De techniek

De thoraxfoto bij de vraagstelling 'vrije lucht' wordt rechtop gemaakt, waarbij eventueel vrije lucht zich verplaatst naar het hoogst gelegen punt in de buik, tussen het diafragma en de lever. De patiënt zal hiervoor wel enige tijd (minimaal tien minuten) rechtop moeten zitten of staan. Vrije lucht is dan zichtbaar als een zwarte schil onder het diafragma. Dit kenmerkende beeld wordt iets minder vaak onder het linker diafragma gezien.
Op de staande thoraxfoto kunnen kleine hoeveelheden vrije lucht vanaf 1 ml zichtbaar worden gemaakt. De top van het diafragma en de onderliggende vrije lucht worden op de staande thoraxfoto tangentieel aangesneden, waardoor kleine hoeveelheden lucht zichtbaar gemaakt kunnen worden. Voor het vervaardigen en beoordelen van de thoraxfoto wordt verwezen naar casus 11 in het deel Borst.

Het resultaat

Bij 75 tot 80% van alle perforaties is vrije lucht zichtbaar op de thoraxfoto. En in 76% van de gevallen kan vrije lucht gedetecteerd worden met de staande thoraxfoto alleen. Dit onderzoek is echter niet altijd uitvoerbaar bij acuut zieke patiënten. In dergelijke gevallen moet eventueel gekozen worden voor andere technieken. De eerste keuze is dan een buikoverzichtsopname (BOZ) in linker zijligging, waarbij de lucht naar het hoogste punt in de buikholte kan stromen. Ook CT is een mogelijkheid waarmee kleine hoeveelheden vrije lucht zichtbaar gemaakt kunnen worden. Het onderkennen van vrije lucht op een BOZ-opname is wel mogelijk, maar dit vereist wel veel ervaring. De staande thoraxfoto, die een betere stralingskwaliteit mogelijk maakt, leent zich er beter voor.

De beelden

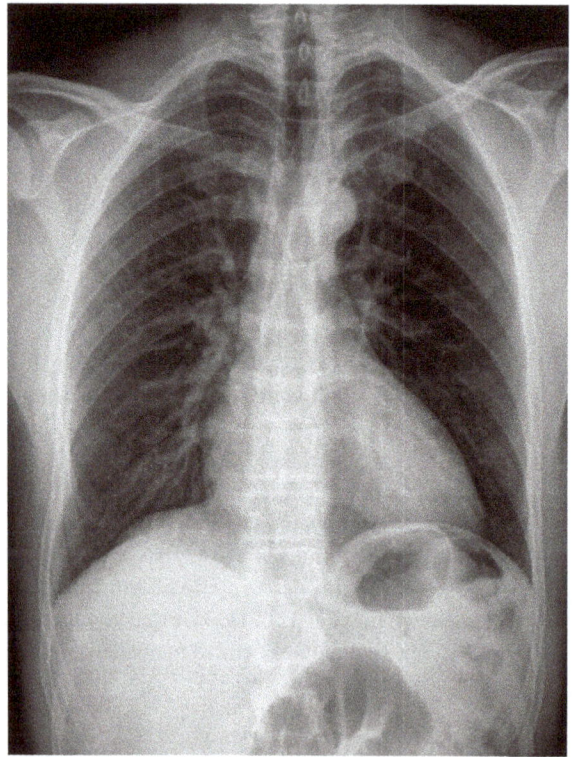

Figuur 20.1

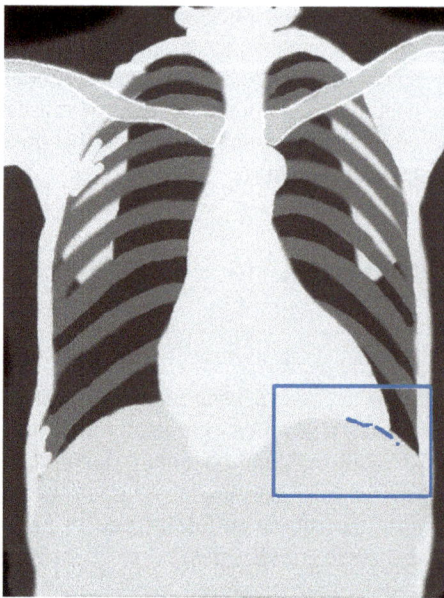

Figuur 20.2

Beschrijving van de beelden

Op de PA-thoraxfoto (figuur 20.1) is een luchtschil zichtbaar onder het linker diafragma, tussen diafragma en maagwand (figuur 20.2, detail). Dit is te verklaren door de aanwezigheid van vrije lucht, waarschijnlijk op basis van een maag- of darmperforatie.
Er werd een spoedlaparotomie verricht waarbij een geperforeerd ulcus duodeni werd gevonden. Dit ulcus werd overhecht.

Kernpunten

Bij vrije lucht in de buik:
- geeft een staande thoraxfoto de beste afbeelding;
- is een buikoverzicht in linkerzijligging de eerstvolgende keuze wanneer een staande thoraxfoto niet mogelijk is omdat de patiënt niet kan staan;
- is het buikoverzicht voor de diagnose minder goed te gebruiken omdat dit veel diagnostische ervaring vereist;
- is bij een duidelijk klinisch beeld meteen laparotomie en niet radiologie de techniek van keuze;
- is bij een onduidelijk klinisch beeld van de buikklachten CT van het abdomen het vervolgonderzoek van voorkeur.

21 Het buikoverzicht (BOZ)

M. Brink

Een 36-jarige vrouw wordt op het vliegveld uit de rij gehaald wegens verdenking van drugssmokkel.

De aanvraag

Medische gegevens
Vrouw, 36 jaar, verdacht als bolletjesslikker. Er zijn geen medische bijzonderheden.
Aangevraagd onderzoek
X-buikoverzicht.
Vraagstelling
Zijn er intra-abdominale afwijkingen zichtbaar die passen bij corpora aliena (bolletjes)?

Bespreking

De aanvraag

Het buikoverzicht is een aspecifiek onderzoek waarbij een schaduwbeeld wordt gemaakt van de hele buik; niet alleen van de buikinhoud maar ook van de buikwand. De dichtheid van de verschillende weefsels verschilt weinig, zodat informatie alleen verkregen kan worden uit de aanwezigheid en het patroon van natuurlijke contrasten tussen lucht en kalk. Ook corpora aliena (vreemde lichamen) kunnen zichtbaar worden indien hun radiologische dichtheid afwijkt van de omgeving. Het buikoverzicht is dus voor het aantonen van de pathologische veranderingen van de buikorganen weinig geschikt. Pathologische patronen van het darmgas (bijvoorbeeld ileus) kunnen wel zichtbaar zijn op een BOZ, maar het klinische beeld zal altijd de diagnostische doorslag geven.

De techniek

Een buikoverzicht wordt in principe liggend gemaakt. Hierbij wordt het beeld beoordeeld op de hoeveelheid en de verdeling van de lucht in de darmen. Ook wordt er gelet op tekenen die zouden kunnen wijzen op nier- of galstenen en op vaatwandverkalkingen. In deze casus ligt de nadruk op het ontdekken van corpora aliena in het verloop van de tractus digestivus: van de maag tot en met het rectum. Cocaïne is een poederachtige substantie die in lagen plastic wordt verpakt die de vorm van capsules hebben. De dichtheid van een dergelijke capsule is vergelijkbaar met die van het omringende orgaanweefsel, waardoor hij op het BOZ niet van darmweefsel te onderscheiden is. Doordat het aanwezige darmgas om de bolletjes heen gaat zitten, ontstaat er een patroon dat anders is dan de gebruikelijke darmgasverdeling. Is het beeld door overprojectie van darminhoud niet duidelijk, dan kan ook een staand buikoverzicht worden gemaakt als aanvulling. Door de veranderde positie van de darminhoud kan het regelmatige patroon van de corpora aliena toch zichtbaar worden gemaakt.

Het resultaat

Op een goed vervaardigd BOZ zijn de grenzen van de beide diafragmakoepels, de wervelkolom en het gehele bekken afgebeeld. De lucht in de darmen is zwart en de vorm en locatie ervan kan een aanwijzing zijn voor de anatomische structuur (maag, colon, dunne darm). Ook darminhoud (feces) kan worden gezien, omdat deze een vrij kenmerkend beeld geeft van grijze en zwarte vlekken die zich beperken tot een deel van de darm. Door systematisch alle kwadranten van de buik te bekijken en de anatomische ligging van de buikorganen goed in het achterhoofd te houden kan men soms een aanwijzing krijgen voor pathologie, maar betrouwbaar is dit meestal niet; daarvoor zijn andere technieken zoals echografie, CT of MR veel beter geschikt.

Door bestudering van de kwadranten kunnen patronen ontdekt worden die iets zeggen over de darminhoud. Een zeer lokale uitzetting van jejunum of duodenum (*sentinel loop*) kan wijzen op een acute locale ontsteking. Heeft de vraagstelling betrekking op 'spiegels', dan worden daarmee de vlakke grenslagen tussen lucht en vloeistof bedoeld. Deze grenslagen zijn alleen zichtbaar op een staand BOZ. Een cascade van darmlissen in het middenkwadrant met meerdere lucht-vloeistofspiegels, vergelijkbaar met de treden van een ladder, doen een obstructie in de dunne darm vermoeden (ileus). Een collectie van identieke grijze structuren zoals in deze casus past bij corpora aliena.

De beelden

Beschrijving van de beelden

Staand buikoverzicht. Verspreid in de buik zijn regelmatige structuren zichtbaar, omgeven door een dunne luchtschil. Dit is een kenmerkend radiologisch beeld van corpora aliena.

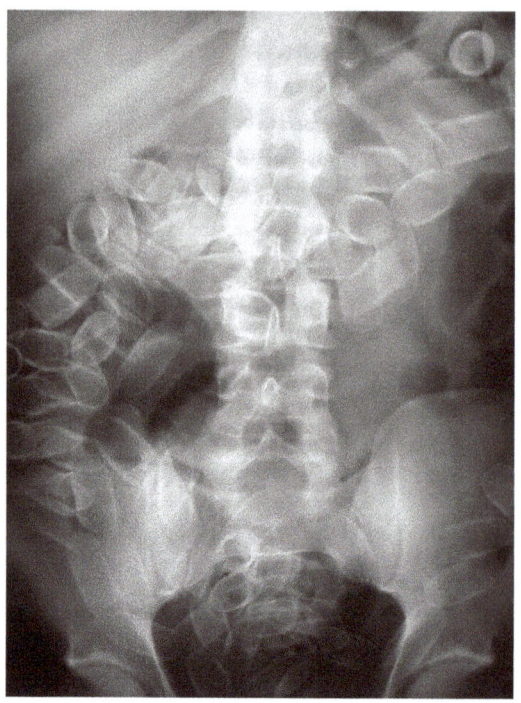

Figuur 21.1

Kernpunten

Een buikoverzicht (BOZ):
- is een aspecifiek onderzoek dat slechts zelden geïndiceerd is;
- maakt geen onderscheid tussen de weefsels van de verschillende buikorganen;
- de patronen van de natuurlijke contrasten zoals lucht en kalk (bot) maken soms een diagnose meer of minder waarschijnlijk;
- voor vrij vocht is echografie een betere methode;
- voor vrije lucht is een staande thoraxfoto een betere methode (zie casus 20 in het deel Buik);
- voor een afbeelding van de anatomie is CT of MR een geschiktere techniek.

22 Beeldvormende diagnostiek bij een colontumor

T. Snijders

Een 82-jarige vrouw bezoekt de polikliniek interne geneeskunde omdat ze de laatste maanden erg moe is. Anamnestisch heeft zij in deze periode een wisselend ontlastingspatroon ontwikkeld met donkere ontlasting. Bij lichamelijk onderzoek van de buik wordt een palpabele massa in de rechter onderbuik gevoeld. Het bloedonderzoek van de huisarts laat een Hb zien van 3,7 mmol/l (normaalwaarde voor vrouwen 7,4-9,6 mmol/l); verder worden geen afwijkingen vastgesteld.

De aanvraag

Medische gegevens
Vrouw, 82 jaar, met moeheid en wisselend defecatiepatroon. Palpabele massa in de rechter onderbuik. Anemie.
Aangevraagd onderzoek
Coloninloopopname.
Vraagstelling
Zijn er aanwijzingen voor een maligniteit in het colon?

Bespreking

De aanvraag

Een spontaan veranderd defecatiepatroon bij een oudere patiënt is een alarmsignaal dat kan wijzen op een colontumor. Een onverklaarde ijzergebreksanemie met vermoeidheidsklachten kan nog een extra aanwijzing vormen. Het veranderde defecatiepatroon kan gebaseerd zijn op de obstruerende werking van de tumor, de bloeding uit het proces of een combinatie van beide. Sigmoïd- en rectumcarcinomen presenteren zich vaak met met evidente (heldere) bloedbijmenging in de feces (rood bloed door de ontlasting gemengd), maar tumoren van hogere darmdelen, zoals het colon ascendens, blijven vaak lang relatief asymptomatisch.

Wanneer er klinisch een verdenking bestaat op een coloncarcinoom, kan men een coloscopie doen, waarbij het dan tevens mogelijk is om biopten van het afwijkende weefsel te nemen. Men kan ook kiezen voor een coloninloopfoto. Hierbij is de belasting voor de patiënt maar weinig minder, maar er kunnen geen biopten worden genomen (zie onderstaand overzicht).

Tabel 22.1 *Coloninloopfoto versus coloscopie*

	Voordelen	*Nadelen*
Coloninloopfoto	Multipele laesies zijn vaak allemaal te visualiseren. Plaatsbepaling van de tumor in de tractus gastrointestinalis is mogelijk. Goedkoper dan coloscopie.	Risico op missen van kleine afwijkingen. Geen biopsie mogelijk.
Coloscopie	Slijmvliesafwijkingen, ook kleine, zijn goed detecteerbaar. Directe biopsie is mogelijk voor pathologisch onderzoek.	Moeilijk uitvoerbaar bij lokale vernauwing, waardoor hogerop gelegen afwijkingen gemist kunnen worden.

De techniek

Bij het maken van een coloninloopfoto wordt een contrastmiddel (bariumpap) toegediend via een slangetje in de anus en wordt de darm retrograad gevuld. Vervolgens wordt met een knijpballon lucht toegediend zodat het contrast tegen de darmwand wordt gedrukt. De consistentie van het bariumcontrast is wat plakkerig zodat hij goed hecht aan de wand. Door de patiënt te vragen rond te draaien en over de onderzoekstafel te bewegen, wordt het barium verspreid over de hele darmwand. Het opblazen van de darm met lucht maakt niet alleen dat de barium goed tegen de wand wordt gedrukt, maar zorgt er ook voor dat de darm volumineuzer wordt en dus beter te beoordelen.

Na het vullen (en afbeelden) van het rectum en sigmoïd wordt telkens iets meer van de darm afgebeeld tot men in het caecum is. Telkens wordt er meer van de darm in kaart gebracht, maar voor de patiënt betekent dit wel dat er hoe langer hoe meer onaangename ontlastingsdrang zal optreden.

Dit onderzoek is gebaseerd op het duidelijke onderscheid tussen lucht, dat op de röntgenfoto fungeert als negatief contrastmiddel (zwart), en het positieve contrastmiddel, dat op de foto wit is. De term 'dubbelcontrastonderzoek' wijst dus op het gelijktijdig toepassen van positief en negatief contrast. Het is wel goed zich te realiseren dat niet de darmwand zelf, maar alleen het reliëf van de binnenste slijmvlieslaag afgebeeld kan worden, omdat alleen het dunne laagje barium dat door de lucht tegen de binnenwand van de darm wordt gedrukt, het reliëfbeeld veroorzaakt.

Het resultaat

Het contrast wordt teruggebracht tot witte lijnen die zuiver de contouren van het darmslijmvlies laat zien. Waar er meerdere darmlissen over elkaar liggen, kan men door deze lissen heenkijken. Indien in de darm een tumor aanwezig is, wordt alleen de uitstulping van de tumor gezien maar niet de tumor zelf.

Het klassieke beeld van een colontumor is een circulaire tumor die het darmlumen versmalt en zelfs geheel kan afsluiten. Het contrast volgt de contour van het darmlumen en zal dus vernauwen op het punt waar de tumor het darmslijmvlies in het lumen drukt. Het contrast is plakkerig en dik en zal moeilijker door een vernauwing stromen dan lucht. Vandaar dat soms een beeld wordt gezien van een opstopping van contrast, maar met een 'muizenstaartje' op de plek waar het contrast nog maar minimaal verder kan. Kan het contrast de vernauwing wel passeren, dan ontstaat de vorm van een klokhuis: een breed lumen, gevolgd door een versmald lumen, opnieuw gevolgd door een verbreed lumen. Deze klokhuislaesie (in het Engels spreekt men van een *applecore lesion*) is kenmerkend voor een ruimte-innemend proces in de darmwand, meestal een kwaadaardige tumor.

22 BEELDVORMENDE DIAGNOSTIEK BIJ EEN COLONTUMOR

De beelden

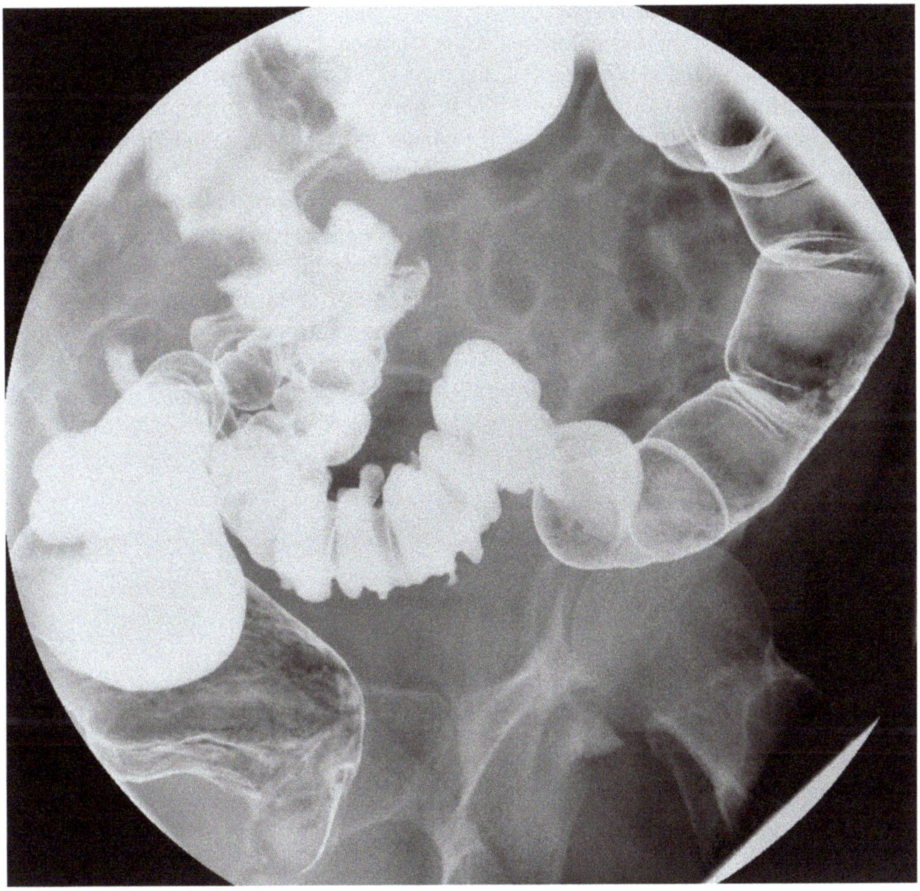

Figuur 22.1

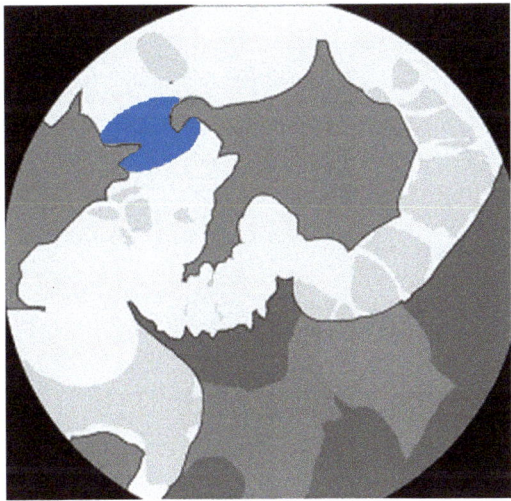

Figuur 22.2

Beschrijving van de beelden
Na vulling van rectum en sigmoïd worden talrijke kleine divertikels gezien, vooral in het sigmoid (figuur 22.1.) Op de grens van het colon ascendens met het caecum wordt een klokhuislaesie gezien (figuur 22.2). Het contrast passeert de vernauwing wel, maar het lumen wordt met meer dan de 75% versmald. De contouren van het slijmvlies ter plaatse van de vernauwing laten onregelmatige uitsparingen zien die passen bij ulceraties. Het gehele beeld doet radiologisch sterk denken aan een grote darmtumor die zich tot in het darmlumen uitbreidt. Een maligniteit is waarschijnlijk.

Kernpunten

Bij verdenking op een tumor van de dikke darm:
- is een coloninloopfoto een goedkopere en minder belastende techniek, maar biopsie is niet mogelijk;
- is coloscopie een techniek waarmee wél biopten genomen kunnen worden;
- zijn kleinere laesies beter in beeld te brengen met coloscopie dan met een coloninloopfoto;
- is de mate van obstructie beter af te beelden met een coloninloopfoto dan met coloscopie.

23 Beeldvormende diagnostiek bij abdominale lymfomen

I. Bisschops

Een 74-jarige vrouw heeft de laatste tijd last van koorts, nachtzweten en pijn in de linkerflank. Zij is sinds 1984 bekend met een non-hodgkinlymfoom (NHL) en is destijds behandeld met radiotherapie en chemotherapie. In 1992 was er sprake van een recidief waarvoor chemotherapie werd toegepast. In 2000 was er wederom sprake van een recidief. Bij lichamelijk onderzoek wordt een vergrote milt gevonden.

De aanvraag

Medische gegevens
Vrouw, 74 jaar, sinds 1984 bekend met recidiverende non-hodgkinlymfomen, waarvoor behandeling. Nu weer klachten passend bij recidief.
Aangevraagd onderzoek
CT van het abdomen.
Vraagstelling
Zijn er lymfomen zichtbaar en wat is hun omvang en lokalisatie?

Bespreking

De aanvraag

Non-hodgkinlymfoom is een groepsnaam voor een reeks van kwaadaardige aandoeningen die uitgaan van het lymfestelsel. Bij non-hodgkinlymfomen worden pathologisch vergrote klieren aangetroffen; het aantal lymfomen, hun omvang en lokalisatie worden gebruikt voor de tumorclassificatie.
De meeste non-hodgkinlymfomen zijn gelokaliseerd in het abdomen en hebben een hoge graad van agressiviteit. Voor de stadiëring is het nodig om de verspreiding en het aantal goed in kaart te brengen. Dit is van belang voor het bepalen van de therapie. Non-hodgkinlymfomen kunnen in elk lichaamsdeel voorkomen; in deze casus wordt echter alleen het abdomen behandeld. CT is hiervoor de techniek van voorkeur.

De techniek

De CT-scan wordt gemaakt met zowel intraveneus als oraal contrast. Met het intraveneuze contrast kunnen de vaten van de omgeving worden afgegrensd en kunnen parenchymateuze laesies zichtbaar worden gemaakt. Met het orale contrast wordt de darminhoud wit weergegeven, zodat de darm van zijn omgeving te onderscheiden is. De grootte van de afzonderlijke klieren is doorslaggevend om te bepalen of een klier al dan niet als pathologisch moet worden beschouwd. Aangenomen wordt dat klieren kleiner dan 1 cm normaal zijn en dat klieren groter dan 1 cm pathologisch zijn.

Het resultaat

Op een normale CT-scan van het abdomen zijn lymfeklieren te zien als kleine, ronde of ovale grijze massa's in de directe nabijheid van de grote vaten. Omdat de grote vaten zoals aorta en v. cava omgeven zijn door vetweefsel, zijn de lymfeklieren in dit gebied vaak goed zichtbaar. De klieren rond de grotere darmvaten in het mesenterium zijn minder goed te herkennen, omdat zij dezelfde dichtheid hebben als het darmweefsel en een darmlusje voor een klier kan worden aangezien.

Meer dan de helft van de non-hodgkinlymfomen is mesenteriaal gelegen. In een vergrote klier is meestal geen dichtheidsverschil meetbaar dat kan aangeven of de klier nu vergroot is door een ontsteking of door een tumor. Omdat er veel ziektebeelden zijn die aanleiding geven tot lymfekliervergroting, laten alleen de CT-beelden van thorax en abdomen slechts een voorlopige uitspraak toe over de aard of oorsprong van de ziekte. Bij verdenking op een pathologische klier is altijd histologische bevestiging noodzakelijk om de uiteindelijke diagnose te stellen.

Bij non-hodgkinlymfomen is vaak een forse zwelling van de para-aortale lymfeklieren zichtbaar. De vergroting van de mesenteriale lymfeklieren is zichtbaar als een grijze zwelling tussen de darmen in. Zoals aangegeven is contrast in darm en bloedvaten van belang om onderscheid tussen klierweefsel, darmweefsel en vaatstructuur te maken. Wanneer de kliermassa erg groot is, vloeien de klieren zonder grens in elkaar over (confluentie) en verdringen zij het mesenteriale vetweefsel. Het CT-beeld kan daarmee geheel grijs worden. Het intraveneuze contrast is niet behulpzaam bij het opsporen van specifiek pathologische klieren. Immers, het contrast kleurt alle klieren licht aan (vergelijkbaar met de normale aankleuring van spierweefsel) en er is geen specifieke aankleuring die een klier meer of minder verdacht maakt. Na histologische bevestiging en het opstarten van de therapie is CT de beste techniek om de effecten van de therapie te vervolgen.

De beelden

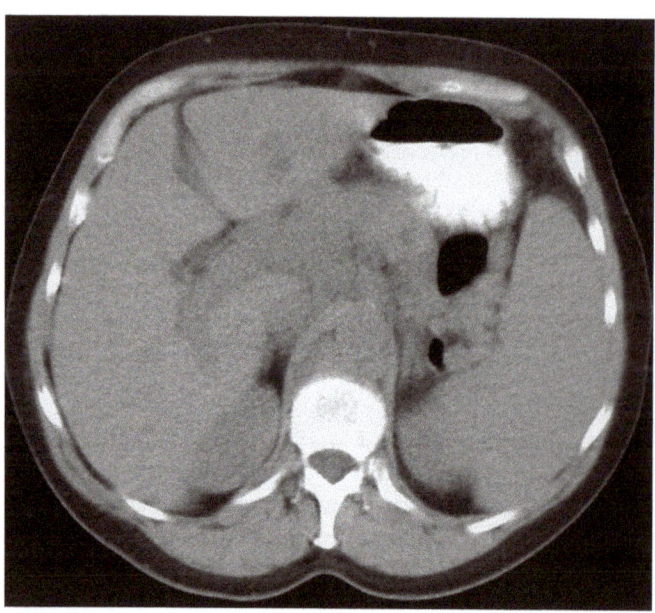

Figuur 23.1

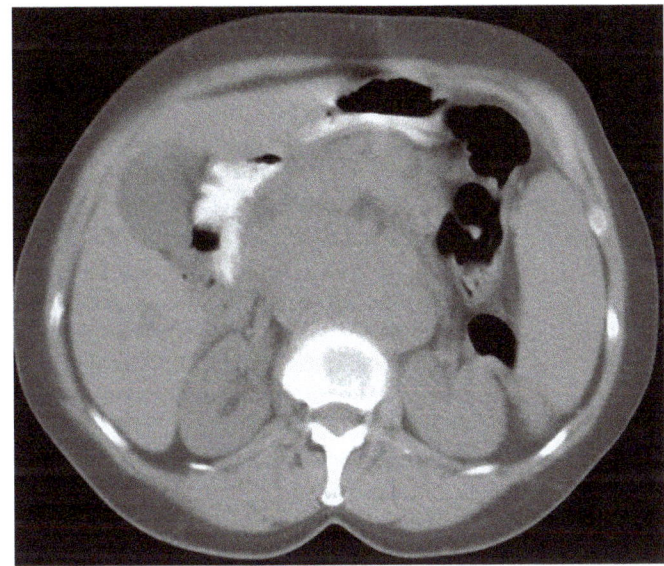

Figuur 23.2

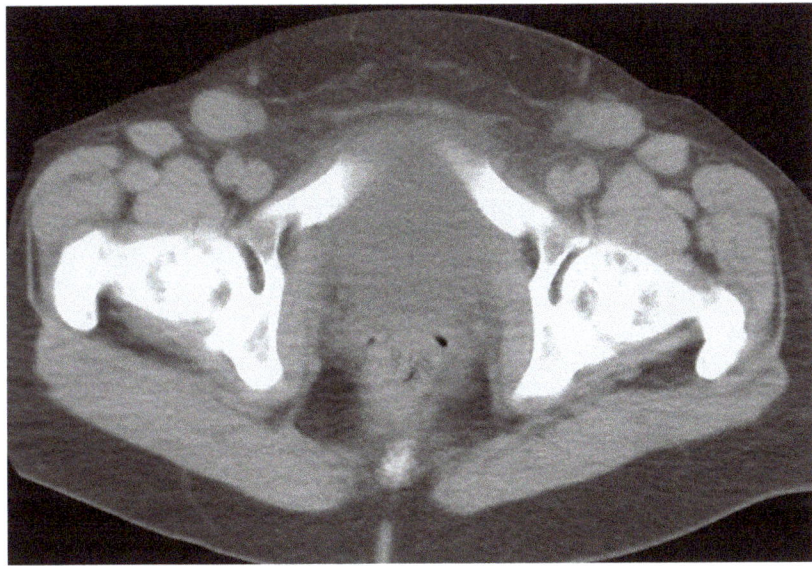

Figuur 23.3

Beschrijving van de beelden

CT-onderzoek van het abdomen met oraal maar zonder intraveneus contrast (onbekend is wat de reden was om bij deze patiënt geen intraveneus contrast te gebruiken). Duidelijk zichtbaar is de grote tumormassa ventraal van de wervelkolom, waar de v. cava en de aorta over hun hele abdominale traject niet meer zijn af te grenzen. Het beeld past bij grote klierpakketten langs de vaten, waarbij de afzonderlijke klieren niet meer te herkennen zijn. De diameter bedraagt circa 15 bij 10 cm, wat past bij pathologisch vergrote lymfeklieren (figuren 23.1 en 23.2). Bij de maag en de leverhilus zijn vergrote lymfeklieren te zien die niet meer van elkaar zijn af te grenzen (figuur 23.1).

Ook mesenteriaal is er sprake van pathologisch vergrote lymfeklieren, ventraal van de reeds eer-

der beschreven paravasale klieren. De diameter van deze klieren bedraagt 7 bij 4 cm. (figuur 23.2).
Inguïnaal zijn beiderzijds lymfeklieren te zien als multipele bolvormige structuren met een diameter van meer dan 1 cm, hetgeen in deze regio past bij pathologische klieren (figuur 23.3).
Het beeld van de sterk vergrote klieren, zowel intra- en retroperitoneaal als inguïnaal, past bij een recidief non-hodgkinlymfoom.

Kernpunten

Bij een buiklymfoom:
- kan een CT van het abdomen een goede indruk geven van de grootte en de lokalisatie van de vergrote lymfeklieren;
- is het met CT niet mogelijk om pathologisch weefsel in lymfeklieren aan te tonen, alleen de kliergrootte kan als indicatie voor pathologie worden gebruikt;
- dient oraal contrastmiddel om het darmweefsel van het pathologische klierweefsel af te grenzen;
- dient intraveneus contrastmiddel om vaten van klieren te onderscheiden en intraparenchymateuze laesies te ontdekken;
- is CT de techniek van voorkeur als vervolgonderzoek bij therapie.

24 Beeldvormende diagnostiek bij een appendicitis

Th. Fassaert

Een vrouw van 52 jaar is opgenomen op de afdeling psychiatrie. Zij ontwikkelt in de loop van een week toenemende buikpijn met soms een koliekachtig karakter. Bij lichamelijk onderzoek is er wat drukpijn in de rechter onderbuik. Om stenen uit te sluiten wordt een BOZ gemaakt, waarop geen voor stenen verdachte schaduwen worden gezien. Echografisch onderzoek laat geen afwijkingen van galblaas of nieren zien, evenmin stuwing van de urinewegen. De rechter onderbuik is door storend darmgas niet te beoordelen. De pijn wordt heviger en er is sprake van periumbilicale drukpijn en loslaatpijn. De patiënt is misselijk en krijgt koorts. Het klinische beeld wijst in de richting van een geperforeerde appendix in het caecumgebied. Er wordt een CT van het abdomen aangevraagd.

De aanvraag

Medische gegevens
Vrouw, 52 jaar. Onduidelijke, maar toenemende buikklachten. Bij onderzoek verdenking op geperforeerde appendicitis.
Aangevraagd onderzoek
CT abdomen.
Vraagstelling
Zijn er tekenen van een appendicitis of een abces?

Bespreking

De aanvraag

De kenmerkende klinische presentatie van een appendicitis is een hevige, aanvankelijk periumbilicaal gelokaliseerde pijn die zich in een later stadium naar het rechter onderkwadrant verplaatst. Deze pijn gaat gepaard met misselijkheid, braken en koorts. Indien de pijnklachten niet typisch zijn en er geen specifieke locatie van de pijn is vast te stellen, wordt de diagnose moeilijker.

Bij onze patiënt zijn verscheidene diagnosen overwogen en verschillende technieken toegepast. Nierstenen of galstenen zijn meestal niet zichtbaar op een buikoverzichtsfoto, omdat de helft van de nierstenen meestal klein en door overprojectie van darminhoud moeilijk te ontdekken is. Meer dan driekwart van de galstenen is niet radio-opaak (wit op een foto) en dus niet zichtbaar op een BOZ. Echografisch onderzoek van het abdomen is dan de volgende stap. Is het echografisch onderzoek negatief of niet conclusief en geeft het klinische beeld, zoals bij de patiënt in casu, toch aanleiding tot verdenking, dan is CT de techniek van voorkeur.

De techniek

Met CT kan in korte tijd een serie dwarsdoorsneden in groot detail worden vervaardigd van het abdomen. Doordat het contrast bereikt wordt door de verschillende absorptie van röntgenstraling in de verschillende anatomische weefsels (zie casus 2 in het deel Techniek), is het goed mogelijk om weefsels met uiteenlopende dichtheden van elkaar af te grenzen. Wanneer andere technieken zoals conventionele radiologie en echografie niet duidelijk tot de diagnose leiden, is CT de techniek van keuze voor het vervolgonderzoek, omdat de snelle wijze van werken (met een multislice-CT kan binnen korte tijd een heel abdomen worden gescand) de invloed van storende darmbewegingen vermindert en bij de meestal ernstig zieke patiënt de onderzoekstijd tot een minimum kan worden beperkt.

Het resultaat

Een ontsteking van de appendix is een zeer frequent voorkomend ziektebeeld dat zijn top bereikt rond het twintigste levensjaar, met een voorkeur van mannen ten opzichte van vrouwen in de verhouding 3:2. Het gevaar van appendicitis is dat er een perforatie ontstaat waardoor infectieus materiaal zich vrij in de buikholte kan verspreiden (peritonitis).
Als er, om welke reden ook (gedacht wordt aan impactie van voeding bij de oudere patiënt en aan reactieve lymfeklieren in de submucosa van de appendix bij de jonge patiënt), een obstructie van het lumen van de blindedarm optreedt, kan het geproduceerde slijm niet meer worden afgevoerd. Hierdoor ontstaat een perfecte voedingsbodem voor bacteriën, met als gevolg devitalisatie van de mucosa. Dit kan ulceratie tot gevolg hebben, met eventueel perforatie en verspreiding van bacteriën verder in de buikholte. De reactie is oedeem in de omgeving en een ontsteking van het pariëtale peritoneum (pijn in de rechter onderbuik).
Bij 10% van patiënten met een appendicitis wordt een appendicoliet gezien, een verkalking in het lumen van de appendix. Als er een appendicoliet aanwezig is, bestaat er weer 50% kans op een perforatie. Let wel: ook bij asymptomatische patiënten kan een appendicoliet worden gevonden.

CT heeft als onderzoekstechniek het voordeel dat niet alleen het lumen van de appendix wordt afgebeeld, maar ook de omgeving. Bij een appendicitis zijn de volgende CT-bevindingen mogelijk:
- verdikking van de spierwand van de appendix;
- een appendicoliet;
- vage streepvormige veranderingen rondom de appendix, die aangeven dat zich vocht of pus in het omringende weefsel heeft verspreid;
- ontstekingsweefsel rond de appendix, zichtbaar als een wekedelenmassa;
- abcesvorming, een ruimte gevuld met pus centraal in het ontstekingsweefsel die, wanneer er sprake is van bijkomend gas of lucht, een kenmerkende lucht-vloeistofspiegel kan laten zien.

De normale appendix is ≤ 0,7 cm dik en de omgeving bestaat uit egaal vetweefsel dat zwart is op het CT-beeld. Wanneer de appendix ontstoken is, zal de wand verdikt zijn (meestal 2 tot 5 mm) en zal het omringende vetweefsel een meer grijs aspect vertonen waarin streepvormige witte structuren zichtbaar zijn (vocht en pus in de weefselspleten). Het beste is dit te beoordelen door op het doorsnedebeeld links met rechts te vergelijken. Duidelijke asymmetrie in de dichtheid van het afgebeelde weefsel wijst op afwijkingen.
Van belang is dus zich te realiseren dat bij het bestuderen van de beelden van de buik een verschil in dichtheden bij gelijke anatomische structuren altijd wijst op pathologische veranderingen. Hoe die veranderingen het beste kunnen worden geïnterpreteerd hangt af van de klinische vraagstelling.

De beelden

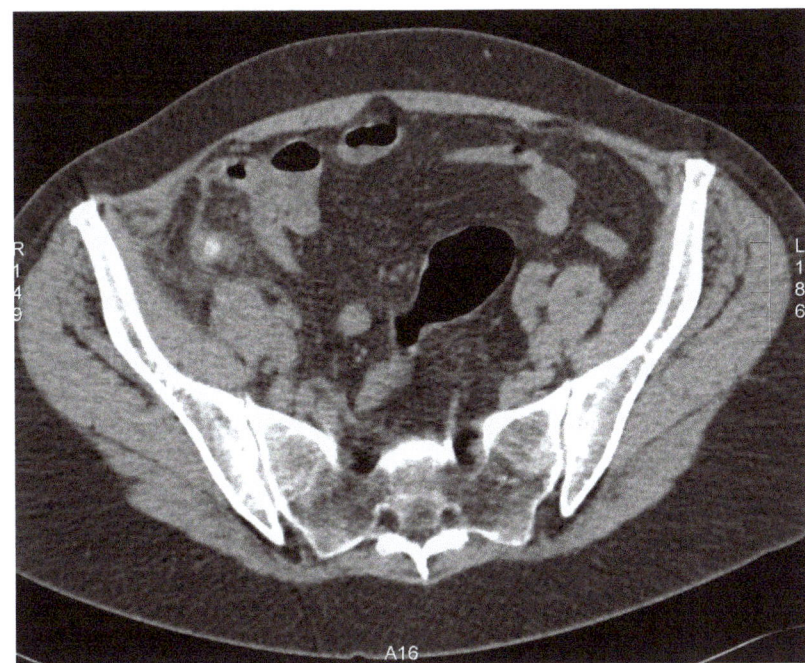

Figuur 24.1

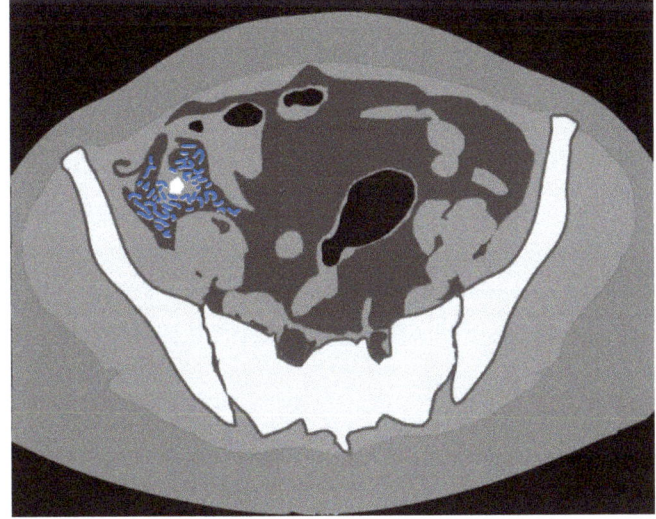

Figuur 24.2

Beschrijving van de beelden
Gescand werd vanaf de diafragmakoepels tot voorbij de symfyse. Op de gemaakte opnamen zijn geen afwijkingen van de lever, de galblaas en de nieren te zien. Er werden geen galstenen of nierstenen ontdekt. De appendix komt in beeld in het rechter onderkwadrant en bevat een appendicoliet centraal in de appendix (witte vlek op figuur 24.1). De appendix is verdikt en er is radiologisch sprake van *fat stranding* in de omgeving. Het vetweefsel rechts is grijzer dan links en rond de appendix zijn lijnvormige structuren zichtbaar (blauw op de verklarende figuur 24.2), zodat het beeld past bij infiltratieve veranderingen in de omgeving. Er zijn geen structuren die verdacht zijn voor een abces.

Kernpunten

Bij buikklachten:
- is CT de techniek van voorkeur wanneer het klinisch onderzoek en/of het echografische beeld niet conclusief is;
- vereist CT van het abdomen een nauwkeurige bestudering van vergelijkbare anatomische structuren om verschillen in dichtheid waar te nemen;
- is de klinische vraagstelling sturend bij de interpretatie, omdat de CT weefseldichtheden weergeeft en geen weefselkarakteristieken (zoals MRI).

25 Beeldvormende diagnostiek bij een aneurysma aortae abdominalis (AAA)

M. Ariës

Bij een 55-jarige man wordt een pulserende zwelling in de buik gevoeld. Zijn voorgeschiedenis is blanco. Hij rookt een pakje sigaretten per dag.

De aanvraag

Medische gegevens
Man, 55-jaar oud. Blanco voorgeschiedenis. Bij palpatie wordt een pulserende zwelling in het abdomen gevoeld.
Aangevraagd onderzoek
Echografie van de aorta abdominalis.
Vraagstelling
Wat is de diameter van de aorta abdominalis en past dit bij een aneurysma? Is verder onderzoek wenselijk?

Bespreking

De aanvraag

Bij onze patiënt wordt een pulserende zwelling in de buik gevoeld bij routinematig onderzoek. Een patiënt van deze leeftijd met risicofactoren op hart- en vaatziekten moet verder diagnostisch onderzocht worden om letale complicaties op de korte termijn te voorkomen. Een aneurysma van de abdominale aorta (AAA) heeft een prevalentie van 2 tot 5% in de wereldwijde bevolking. De diagnose wordt meestal tussen het vijftigste en het zestigste levensjaar gesteld.

Verwijding van de abdominale aorta wordt in het merendeel (95%) van de gevallen geassocieerd met atherosclerose. Andere oorzaken zijn posttraumatische verwijding, infecties (waaronder syfilis) en bindweefselziekten, zoals het syndroom van Marfan. De diameter van het aneurysma is belangrijk, aangezien de ruptuurkans toeneemt met de diameter. De ruptuurkans van een aneurysma < 5 cm is minder dan 5%. Een aneurysma behoeft regelmatige controle en zo nodig electief (chirurgisch) ingrijpen.

De techniek

Bij een verdenking op een AAA is een aantal radiologische technieken voorhanden. De conventionele röntgenfoto van de buik kan eventueel verkalkingen in de vaatwand aantonen, maar is niet sensitief genoeg en verschaft weinig additionele informatie over uitgebreidheid, trombusvorming en diameter. Echografie van de buik is een uitermate geschikt hulpmiddel om de verdenking te bevestigen dan wel uit te sluiten (de sensitiviteit nadert de 100%). Echografie is goedkoop, niet-invasief en snel uit te voeren. Met de huidige techniek is het mogelijk om de diameter van de verwijding goed in kaart te brengen en te vervolgen in de tijd. In ervaren handen is het mogelijk om uitspraken te doen over de opbouw van het aneurysma (calcificaties, trombusvorming, fibrosering), al blijft het moeilijk om de uitbreiding naar aftakkende vaten (bijvoorbeeld in de richting van de nieren en darmen) in beeld te brengen. Forse obesitas en gas in de overliggende darmen kunnen het echografisch beeld verstoren. Mocht electieve interventie noodzakelijk zijn, dan moeten complementaire technieken zoals CT-scan met intraveneus contrast, angiografie en MRI worden aangevraagd om meer informatie over het aneurysma te verzamelen.

Het resultaat

De aorta komt via het diafragma op niveau T11-12 de buik binnen, loopt in de buik anterieur en licht links van de ruggenwervels en splitst zich ter hoogte van L4 in een linker en een rechter a. iliaca communis. De diameter van een niet-aangetaste suprarenale aorta is 2 tot 2,5 cm en infrarenaal 1,5 tot 2 cm. De belangrijkste aftakkingen van de abdominale aorta zijn onder te verdelen in de anterieure, laterale en posterieure arteriën. Onder de anterieure arteriën vallen de truncus coeliacus, de a. mesenterica superior en de a. mesenterica inferior. Tot de laterale vertakkingen behoren de renale, adrenale en gonadale arteriën. Het posterieure gedeelte bevat de lumbale arteriën.

De pathogenese van een AAA kan als volgt simpel worden weergegeven. De verwijding die we bij het lichamelijk onderzoek voelen en met diagnostisch onderzoek willen aantonen is een resultante van voortschrijdende verzwakking van de aortawand en toegenomen intraluminale druk. De wand van het proximale gedeelte van de aorta abdominalis bevat bloedvaatjes (vasa vasorum) die de buitenste lagen van de aorta (adventitia en media) voorzien. De wand van het infrarenale gedeelte bevat echter slechts weinig van deze vaatjes, wat dit stuk van de aorta kwetsbaarder maakt en afhankelijker van diffusie vanuit het lumen. Atherosclerotische deposities in de wand verstoren het diffusieproces zodanig dat er ischemie optreedt met necrose (met calcificaties) en degeneratie van elastische vezels in de buitenste lagen van de aorta. Normale of hypertensieve systolische bloeddrukken veroorzaken een continue verwijding (wet van Laplace) waardoor de normale bloedflow verstoord wordt en de mogelijkheid bestaat tot stasis van bloed (trombose).

De beelden

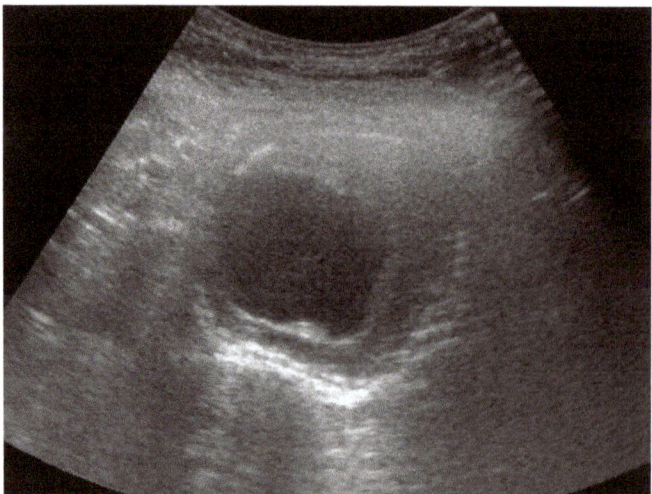

Figuur 25.1

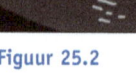

Figuur 25.2

25 BEELDVORMENDE DIAGNOSTIEK BIJ EEN ANEURYSMA AORTAE ABDOMINALIS (AAA)

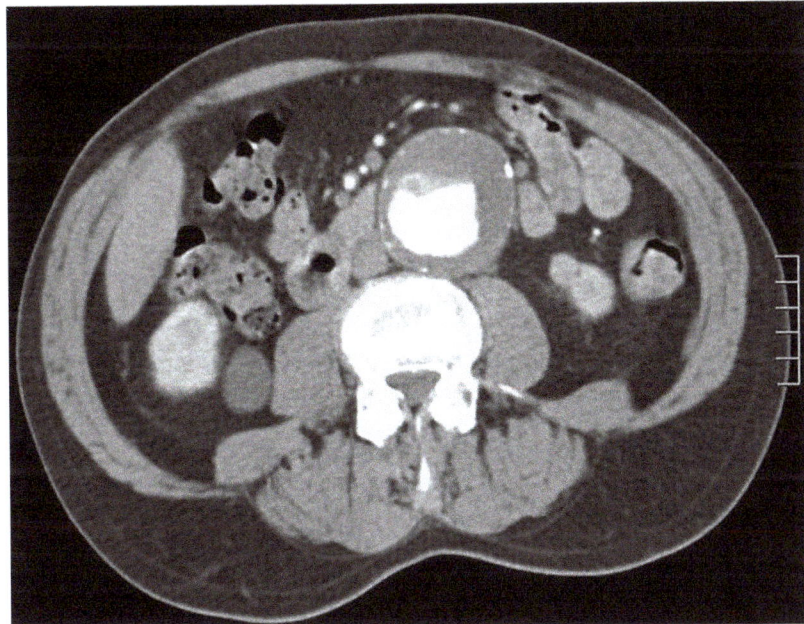

Figuur 25.3

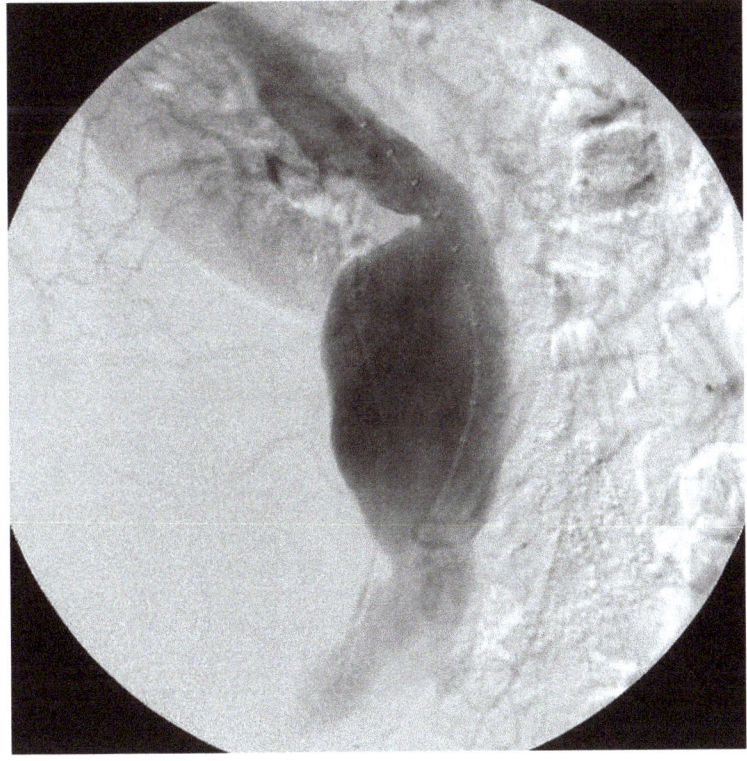

Figuur 25.4

Beschrijving van de beelden
Figuur 25.1 toont een transversaal echografisch beeld van de aorta abdominalis. Het beeld laat een ronde structuur zien met twee grenslagen. In het midden is een homogeen echoarm (zwart) gebied zichtbaar dat past bij het lumen. De tweede grenslaag is de buitenkant van de aorta. De laag tussen het lumen (zwart) en deze grenslaag past bij trombusmateriaal (figuur 25.2). Aan de onderzijde van figuur 25.1 is een echorijk gebied met een tweetal kleine slagschaduwen zichtbaar, een beeld dat past bij kalkdeposities in de intima. De diameter van de aorta bedraagt 5 cm en die van het lumen 2,5 cm.

Figuur 25.3 toont een beeld van CT-onderzoek met intraveneus contrast op vergelijkbaar niveau met het echografische beeld van figuur 25.1. De diameter bedraagt op dit niveau 4,8 cm en de intraluminale ruimte 2,4 cm. Op de overige CT-doorsneden (hier niet afgebeeld) is zichtbaar dat het aneurysma begint net onder de aftakking van de a. renalis en eindigt op 2 cm boven de bifurcatie. De totale lengte bedraagt 9,8 cm.

Figuur 25.4 is een laterale opname van de aorta abdominalis, gemaakt met digitale subtractieangiografie ten behoeve van de plaatsing van een stent. De beschrijving komt overeen met de beschrijving van het CT-beeld.

Kernpunten

Bij een AAA:
- is, bij klinische verdenking, verder diagnostisch onderzoek noodzakelijk;
- is echografie in eerste instantie de techniek van eerste keus voor bevestiging en bepaling van het verdere beleid (vervolgen dan wel chirurgische interventie);
- kan het aneurysma met CTA, MRA en angiografie nauwkeuriger in beeld worden gebracht.

Deel 5 Skelet

26 Beeldvormende diagnostiek bij coxartrose

S. van Opstal

Een vrouw van 66 jaar klaagt al jaren over pijnklachten in de linkerheup. Op dit moment nemen de klachten vooral toe bij het traplopen. Rechts heeft zij af en toe ook klachten. Bij het lichamelijk onderzoek zijn met name de abductie en de endorotatie links pijnlijk en beperkt.

De aanvraag

Medische gegevens
Vrouw, 66 jaar, langdurige pijnklachten linker heup vooral bij belasten. Progressief.
Aangevraagd onderzoek
X-bekken, AP-opname.
Vraagstelling
Zijn er aanwijzingen voor coxartrose links?

Bespreking

De aanvraag

Artrose is een degeneratie van een of meer gewrichten die niet gebaseerd is op een ontsteking. Deze aandoening wordt gekenmerkt door deformatie van het gewrichtsbot, abnormale botwoekering en atrofie van slijmvlies en kraakbeen. De belangrijkste oorzaak is de discrepantie tussen belasting en belastbaarheid van het gewricht, een verhouding die vaak verschuift bij het ouder worden. Het is belangrijk bij de aanvraag te beseffen dat bij conventioneel röntgenonderzoek de verschijnselen (of de progressie) van artrose aan het licht kunnen komen, maar dat de therapiekeuze door de uitslag nauwelijks wordt beïnvloed. Hiervoor zijn de klachten en het functieverlies van de patiënt belangrijker. Toch heeft de conventionele röntgenfoto een waarde. Hij sluit mogelijke andere oorzaken uit en geeft de patiënt vaak het gevoel dat zijn klachten geobjectiveerd kunnen worden. Radiologisch onderzoek is verder van belang indien chirurgisch ingrijpen overwogen wordt, om preoperatief een goed beeld te krijgen van de anatomische veranderingen van het heupgewricht en het bepalen van de maat en de vorm van de prothese.

De techniek

Voor de techniek van de conventionele röntgenopname wordt verwezen naar casus 1 in het deel Techniek. Bij het maken van een bekkenfoto is het belangrijk om rechts en links te vergelijken. De beste manier om dit te bereiken is een AP-opname van het bekken.

Het resultaat

De klinische kenmerken van artrose zijn startstijfheid en -pijn, pijn bij belasting en functiebeperking. Zij zijn het gevolg van toenemende degeneratie van het kraakbeen in het gewricht. Dit kraakbeen heeft twee functies: enerzijds het verschaffen van een glad oppervlak dat, samen met de gewrichtsvloeistof, een soepele beweging mogelijk maakt; anderzijds vangt het kraakbeen de druk op die via de botten op het gewricht wordt uitgeoefend. Valt het kraakbeen uit, dan zal de bewegingsfunctie minder worden en zal de drukverhouding binnen het gewricht veranderen.

Artrose van een gewricht is derhalve de neerslag van een proces dat geleidelijk verloopt en waarbij het bot de tijd krijgt zich aan de veranderingen aan te passen. Radiologisch wordt dit proces gekenmerkt door de volgende veranderingen in het gewricht:
− versmalling van de gewrichtsspleet;
− aanpunting van de grenzen van het gewricht in het verlengde van de gewrichtsspleet, de zogenoemde osteofyten of bothaken;
− cystevorming subchondraal;
− sclerose (neerslag van kalkzouten) subchondraal.

De breedte van een normale gewrichtsspleet is onafhankelijk van leeftijd, gewicht, lengte en geslacht en bedraagt ongeveer 4 mm. Belangrijker dan deze absolute waarde, die weinig nauwkeurig gemeten kan worden, is het vergelijken van de breedte tussen in dit geval de linker en de rechter heup. De versmalling kan lateraal of mediaal in het gewricht zichtbaar worden. De osteofyten worden juist gevormd in het onbelaste segment van het heupgewricht. Ze treden frequent op en zijn goed te zien op de foto als 'scherpe' randjes. Botcysten komen vaak voor en bevinden zich zowel in het acetabulum als in de femurkop. De grootte en vorm van de cysten kunnen nogal verschillen en zijn ook niet altijd even objectief te beoordelen op een röntgenfoto. Als gevolg van de toenemende krachten op het bot slaan in het bot calciumzouten neer, waardoor de densiteit toeneemt. De kwaliteit van dit bot is echter veel minder. Op het beeld is de neerslag zichtbaar als een sclerotische (witte) verandering in het subchondrale botweefsel van het acetabulum of de femurkop, die optreedt op dezelfde plekken als de versmalling van de gewrichtsspleet.

Omdat deze versmalling ook voorkomt bij artritis, is het soms moeilijk om radiologisch een duidelijk onderscheid te maken. Toch zijn er enkele aanwijzingen die van belang zijn. Zijn er botaantastingen door ontstekingsweefsel zichtbaar, zogeheten erosies, dan is er sprake van artritis. Staan periarticulaire ontkalking en kraakbeenverlies op de voorgrond maar zijn er geen osteofyten, cysten of sclerose, ook dan is een artritis waarschijnlijk. Staan de osteofyten en de sclerose op de voorgrond, dan is er eerder sprake van artrose. Bedenk wel dat de eindtoestand na een doorgemaakte artritis een secundaire artrose oplevert.

Het is goed om zich te realiseren dat beginnende degeneratieve veranderingen vaak niet of nauwelijks op de conventionele foto zichtbaar zijn en toch veel klachten veroorzaken, terwijl de eindtoestand van de artrose, waarbij het radiologische beeld vaak ernstige afwijkingen toont, weinig klachten (meer) veroorzaakt. Er bestaat derhalve geen correlatie tussen de afwijkingen op de foto en de ernst van de klachten. Dat maakt het moeilijk om een goede prognose te maken op grond van het beeld alleen. De opbrengst van de afbeelding bij de vraagstelling 'artrose' moet als weinig specifiek en van zeer beperkte diagnostische waarde worden ingeschat.

26 BEELDVORMENDE DIAGNOSTIEK BIJ COXARTROSE

De beelden

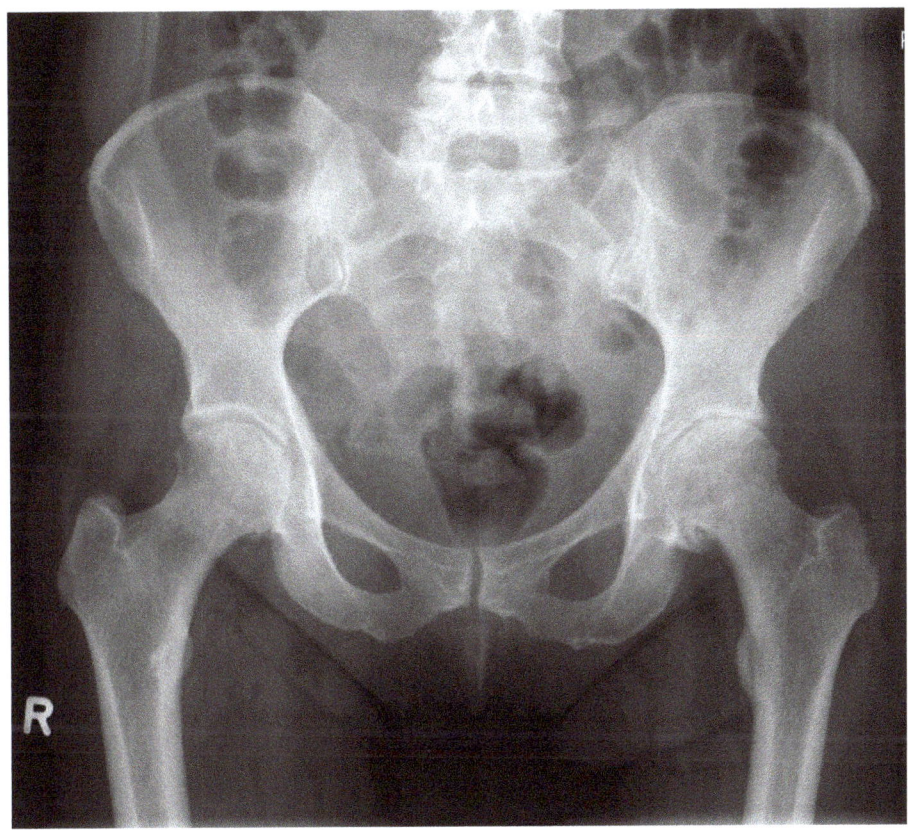

Figuur 26.1

Beschrijving van de beelden

Deze conventionele opname toont een afbeelding van het gehele bekken. De patiënt ligt op de rug. Er is een duidelijk links-rechtsverschil te zien van de beide heupgewrichten. De gewrichtsspleet links is smaller dan rechts. Aan de mediale zijde van het gewricht links zijn osteofyten zichtbaar. Er zijn geen cysteuze veranderingen, maar de laterale contour van de femurkop is witter, hetgeen past bij sclerose. Rechts is een minimale aanpunting van de laterale contour van de femurkop zichtbaar. Dit kan wijzen op een beginnende artrose.

Kernpunten

Coxartrose:
- is een gewrichtsaandoening die pas in een vergevorderd stadium goed is af te beelden;
- is op een conventionele opname te zien als botreacties of het verlies van kraakbeen;
- is het beste te beoordelen in vergelijking met de contralaterale zijde;
- is weinig specifiek en soms moeilijk van een artritis te onderscheiden;
- de afwijkingen op een röntgenfoto bij artrose kennen geen lineair verband met de ernst van de klachten.

27 Beeldvormende diagnostiek bij reumatoïde artritis

M. Brink

Een 58-jarige vrouw heeft al meer dan een half jaar lang last van haar beide voeten. Zij is al eerder op het spreekuur geweest en de huisarts heeft haar steunzooltjes voorgeschreven. De zooltjes hebben niet geholpen en de patiënt komt terug omdat zij nu ook 's nachts last van haar voeten heeft. Bij het onderzoek zijn de voorvoeten pijnlijk. De huisarts twijfelt of zwelling van de metatarsofalangeale (MTP-)gewrichten aanwezig is. Hij denkt sterk aan reumatoïde artritis (RA) en vraagt een conventioneel röntgen onderzoek (CR) aan van beide voeten.

De aanvraag

Medische gegevens
Vrouw, 58 jaar, heeft al langer klachten van de beide voorvoeten. Steunzolen helpen niet. Nu ook 's nachts pijn. Bij onderzoek pijnlijke voorvoeten en mogelijk enige zwelling van de MTP-gewrichten.
Aangevraagd onderzoek
Conventionele röntgenfoto van beide voorvoeten.
Vraagstelling
Zijn er aanwijzingen voor reuma?

Bespreking

De aanvraag

De aanvraag bevat naast een verzoek tot een afbeelding ook een vraagstelling over wat het beeld zou moeten laten zien. Indien de arts het een of ander wil uitsluiten, gaat hij ervan uit dat de klachten niet kenmerkend zijn. Hij wil gerustgesteld worden en zeker zijn dat er niet iets over het hoofd wordt gezien. Wil de aanvrager een diagnose stellen, zoals in deze casus, dan luidt de vraagstelling inderdaad of er radiologisch aanwijzingen zijn voor de betreffende diagnose. Dat betekent dat de aanvragend arts zich moet realiseren dat er dan wel afwijkingen zichtbaar moeten zijn die kenmerkend zijn voor dit ziektebeeld; anders voegt het onderzoek niets toe en kan een foto achterwege blijven.

Een interessant aspect van deze aanvraag is verder dat in de spreektaal de term 'reuma' veel breder is dan het ziektebeeld reumatoïde artritis. In de spreektaal wordt het begrip reuma gebruikt voor een zeer breed spectrum van multipele gewrichtsaandoeningen inclusief degeneratieve afwijkingen. Indien de arts de inflammatoire aandoening reumatoïde artritis bedoelt, is het beter te spreken van RA dan van reuma.

De conventionele röntgenfoto is de beste methode om te beginnen met het inventariseren van eventuele afwijkingen van de gewrichten en om te zien of er afwijkingen zijn die kenmerkend zijn voor de gevraagde diagnose.

De techniek

De conventionele röntgenfoto's van de beide voorvoeten worden gemaakt in PA-richting. De patiënt zit op tafel en plaatst beide voeten op de detectorplaat. De voeten worden zo gepositioneerd dat de grote tenen parallel lopen. Op de foto (figuur 27.1) moeten de vijf metatarsalia (MT), het interfalangeale-I-gewricht (IP I) en de proximale (PIP) en distale (DIP) interfalangeale gewrichten II tot en met V afgebeeld zijn.

Het resultaat

Artritis is elke ontsteking van een gewricht. Bij RA is het synovium ontstoken en is er sprake van een synovitis. Dit is radiologisch niet zichtbaar. De synovitis zorgt voor exsudaat (verhoogde vochtproductie en vochtophoping) in het gewricht. Door dit ontstekingsvocht wordt het kraakbeen aangetast en verdwijnt het langzaam maar zeker. Het gewricht wordt radiologisch smaller. In de recessus van het gewrichtskapsel vormt zich een pannus (het ontstoken synoviale weefsel). In het gebied tussen de plek waar het kraakbeen ophoudt en de plek waar het kapsel begint, ligt het bot bloot; dit heet dan ook de *bare area*. Dit gebied wordt aangetast door het ontstekingsweefsel en er ontstaat een lokale aanvreting, een erosie. Als het kraakbeen kapot is, kan het onderliggende bot ook aangetast worden waardoor centrale erosies ontstaan. Tot slot kunnen ook de aangrenzende weke delen vernietigd worden, waaronder peesaanhechtingen en kapselstructuren, zodat er flexiecontracturen en deviaties van de gewrichten kunnen ontstaan. Deze structuren zijn radiologisch moeilijk af te beelden maar hun effecten, zoals scheefstand van de vingers en (sub)luxaties, zijn goed te zien.

Het verlies van kraakbeen komt zowel voor bij artrose als bij artritis. Staat het verlies van kraakbeen (versmalling) op de voorgrond en niet de degeneratieve veranderingen zoals osteofytvorming en sclerose, dan is een artritis meer waarschijnlijk. Het optreden van erosies is kenmerkend voor artritis. Radiologische kenmerken specifiek voor RA zijn er niet, maar het klinische beeld, aangevuld met de radiologische bevindingen van erosies en het patroon van de plaats waar de afwijkingen zichtbaar worden, zijn wel kenmerkend. RA is vooral een ziekte van het synovium van de gewrichten van voeten, handen en polsen.

Indien het klinische beeld, zoals bij onze patiënt, suggestief is voor reumatoïde artritis, dan is de bevinding van erosieve en destructieve veranderingen niet alleen een versterking van de diagnose, maar kan deze bevinding ook de mate en ernst van de medicamenteuze therapie ondersteunen. Hoe eerder de ziekte ontdekt wordt, hoe eerder begonnen kan worden met het tot staan brengen van de ziekte en hoe meer functionaliteit de patiënt nog kan overhouden. Van belang is dus de zo vroeg mogelijke opsporing van de ziekte. Radiologisch komt dit neer op de zo vroeg mogelijke ontdekking van erosieve of destructieve veranderingen. Een tweede rol van de radiologische afbeelding is de differentiatie tussen artrose en artritis. Zoals hierboven al werd aangegeven, is de radiologie van belang bij het monitoren van de ziekte. Door regelmatige controle kan het effect van de medicamenteuze therapie in de gaten worden gehouden. Is het klinische beeld onrustig, dan kan ook tussendoor beoordeeld worden of de medicamenteuze therapie aanslaat dan wel aangepast dient te worden. De follow-up van RA gebeurt met de foto's van de kleinere gewrichten van hand en voet, eventueel aangevuld met afbeeldingen van andere gewrichten op basis van klinische klachten.

27 BEELDVORMENDE DIAGNOSTIEK BIJ REUMATOÏDE ARTRITIS

De beelden

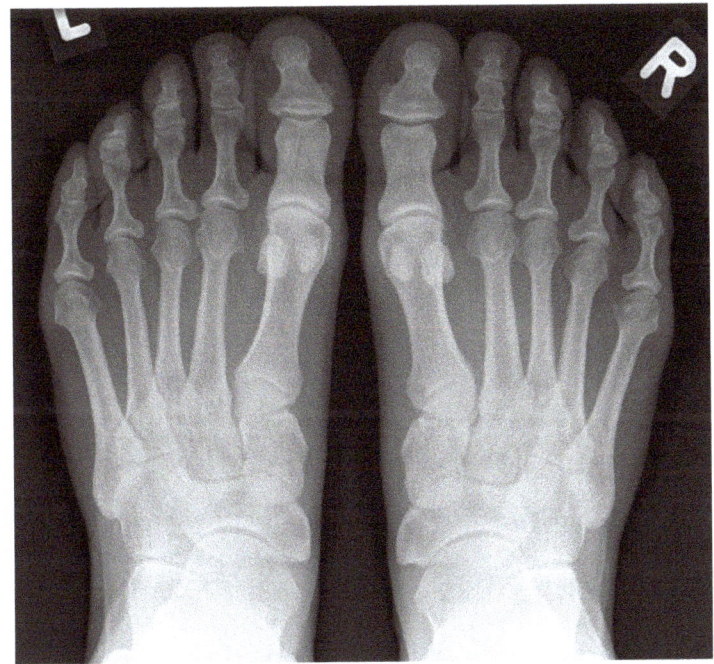

Figuur 27.1

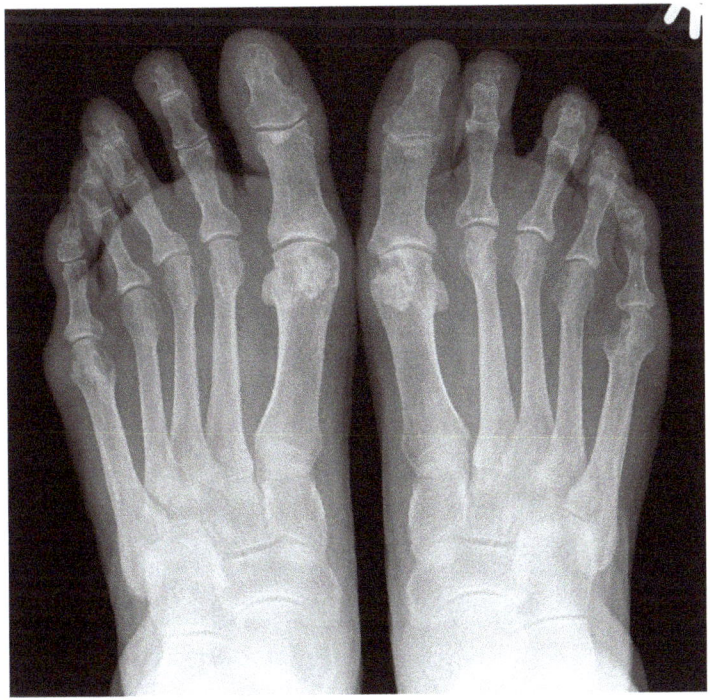

Figuur 27.2

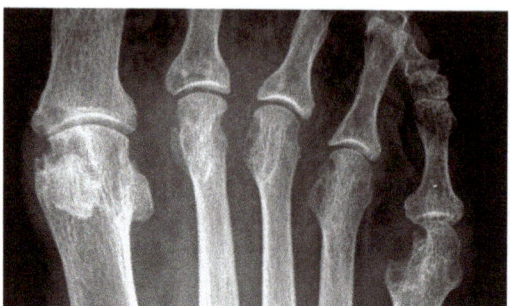
Figuur 27.3

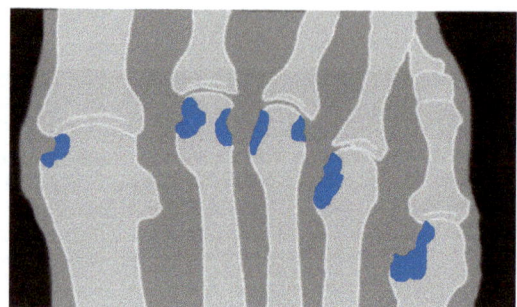
Figuur 27.4

Beschrijving van de beelden

Figuur 27.1 toont het normale beeld van de voorvoet van een patiënt zonder artritis. In figuur 27.2 zijn de voorvoeten van de patiënt uit deze casus afgebeeld. In de kopjes van de metatarsalia rechts (MT I t/m MT V) zijn halfronde uitsparingen in het bot zichtbaar (figuur 27.3, deze toont een detail van figuur 27.2). Deze uitsparingen liggen in de *bare area* en passen bij erosies.

Door de flexiestand van de tenen zijn de PIP- en DIP-gewrichten van de tweede tot en met vijfde straal beiderzijds niet te beoordelen. De gewrichtsspleet van het MTP-I- en het MTP-V-gewricht rechts is versmald. Tot slot is de botdichtheid van de botstructuren zowel trabeculair als corticaal minder dan op de normale foto, wat past bij osteoporose.

Kernpunten

Artritis:
- kent vaak een sluipend begin;
- de diagnose wordt gesteld op het klinische beeld in combinatie met de radiologische afwijkingen;
- erosieve afwijkingen zijn radiologisch verdacht voor artritis;
- het aantal erosies en het patroon van de afwijkingen is van diagnostisch belang.

28 Beeldvormende diagnostiek bij halswervelinstabiliteit

M. Ariës

Een vrouw van 57 jaar is bekend met chronische reumatoïde artritis (RA). In verband met een voorgenomen operatieve correctie van de tenen wordt preoperatief een conventionele functiefoto aangevraagd van haar halswervelkolom om complicaties bij intubatie te voorkomen. Bij lichamelijk onderzoek heeft ze wel wat pijn in de nek, maar zijn er geen neurologische prikkelingsverschijnselen of uitvalsverschijnselen.

De aanvraag

Medische gegevens
Vrouw, 57 jaar, bekend met reumatoïde artritis. Bij lichamelijk onderzoek geen neurologische afwijkingen. Komt voor operatieve correctie van haar tenen.
Aangevraagd onderzoek
Conventionele functieopname van de halswervelkolom.
Vraagstelling
Preoperatieve opname. Is er sprake van instabiliteit van de halswervelkolom?

Bespreking

De aanvraag

Het lijkt niet bij elkaar te passen: een nekfoto ten behoeve van een voetoperatie. Maar toch is er een verband en dat wordt gevormd door het ziektebeeld reumatoïde artritis. Naast de MTP-gewrichten van de voeten kan ook de wervelkolom door het auto-immuunproces aangetast worden. RA is een complexe ziekte waarbij de synovitis en de daarmee samenhangende botafwijkingen (zie casus 27 in het deel Skelet) op de voorgrond staat.
In de nek wordt op het niveau C1-C2 het meeste synoviale weefsel gevonden. Het gevolg is dat hier ook de meeste afwijkingen worden gezien. Deze kunnen beperkt zijn tot enkele nauwelijks zichtbare erosies aan de dens, maar ze ook uitgebreid zijn en daarbij niet alleen het bot maar ook de weke delen aantasten. De belangrijkste structuur die tijdens dit proces kan worden aangetast is het ligamentum transversum en indien dit is aangetast, komt de stabiliteit van de verbinding tussen C1 en C2 in gevaar. Er kan dan tijdens het bewegen een zogeheten atlantoaxiale subluxatie (AAS) optreden, met vernauwing van het wervelkanaal en gevaar van druk op het ruggenmerg. Immers, door de destructie van het ligamentum transversum zal de ring van de atlas niet meer verbonden zijn met de dens (C2), waardoor de atlas (C1) zich vrij naar voren kan bewegen (naar achteren kan niet vanwege de positie van de dens).

Hierdoor kan de ruimte van het wervelkanaal op het niveau C1 te klein worden zodat het myelum beklemd kan raken tussen de achterzijde van de dens en de achterzijde van de boog van C1.

Instabiel is de situatie dat bewegen of behandelen van dit lichaamsdeel leidt tot het verbreken van de onderlinge samenhang tussen (in dit geval) de wervels. Let wel: een situatie is altijd stabiel dan wel instabiel, en kan nooit een beetje instabiel of een beetje stabiel zijn. Deze instabiliteit is van belang bij de preoperatieve work-up. Immers, de anesthesist zal bij het induceren zijn hand in de nek van de patiënt leggen en het hoofd naar achteren buigen om zodoende de luchtwegen vrij te maken voor intubatie. De patiënt kan bij deze manipulatie niet meer aangeven of er uitvalsverschijnselen optreden. Daarom is het van belang om vooraf vast te stellen of er een translatiebeweging plaatsvindt tussen C1 en C2, om problemen tijdens intubatie te voorkomen.

De techniek

De patiënt wordt zuiver zijdelings gepositioneerd voor de wandbucky (fotoplaat). De dens bevindt zich halverwege de uitwendige gehoorgang en de kaakhoek. Hierop wordt dan ook de röntgenbundel gericht. De patiënt wordt gevraagd om in het laterale vlak met het hoofd zover mogelijk naar voren (flexie) en naar achteren (extensie) te buigen. Het is altijd zaak de patiënt dit zelf actief te laten doen en er niet bij te helpen. Indien er sprake is van instabiliteit, is de patiënt immers zelf het best in staat de grenzen aan te geven.

Het resultaat

De ontsteking door RA zal ook in de halswervelkolom de gewrichten, het kapsel en de ligamenten aantasten. Op het niveau C1-C2 is er een kans op instabiliteit omdat het ligamentum transversum door de ziekte kan worden aangetast. Dit ligament, dat loopt in het foramen vertebrale van C1 en aan de achterzijde van de dens, zorgt dat er een stevige verbinding bestaat tussen C1 en C2. Is dit ligament aangetast of kapot, dan kan er een translatiebeweging optreden, wat kan leiden tot een instabiliteit. Omdat het ligamentum transversum een relatief elastisch ligament is, mag een kleine beweging wel worden toegestaan. De afspraak is dat er gesproken wordt van instabiliteit wanneer het verschil in afstand tussen de achterzijde van de atlas en de voorzijde van de dens op een zijdelingse flexie- en extensieopname meer dan 5 mm bedraagt.

Een probleem daarbij is wel dat er veelal meer destructie is aan bot en weke delen, zodat er niet alleen sprake is van een instabiliteit in zijdelingse richting, maar ook in andere richtingen zoals de verticale. In dat laatste geval is het bot van de beide wervels en de facetgewrichten zodanig aangetast dat het achterhoofdsgat als het ware over de dens zakt. Het is duidelijk dat de beoordeling van de zijdelingse opname zeer problematisch kan worden doordat de verschillende structuren zich op en over elkaar projecteren. Indien het doorgaan van een operatie ervan afhangt, is aanvullend beeldonderzoek nodig. Als de patiënt dit kan ondergaan – RA is immers een sterk invaliderende ziekte – is MR de techniek van voorkeur om niet alleen het ontstekingsweefsel te zien, maar ook het ruggenmerg te beoordelen op degeneratieve effecten die door een drukverhoging kunnen worden veroorzaakt.

28 BEELDVORMENDE DIAGNOSTIEK BIJ HALSWERVELINSTABILITEIT

De beelden

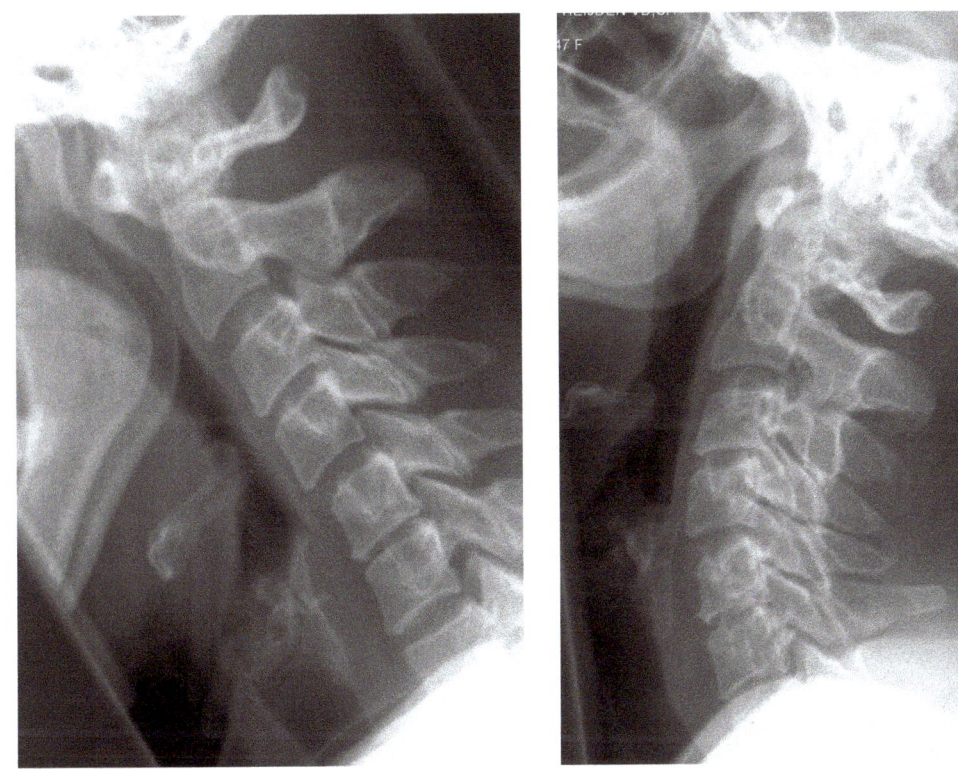

Figuur 28.1

Figuur 28.3

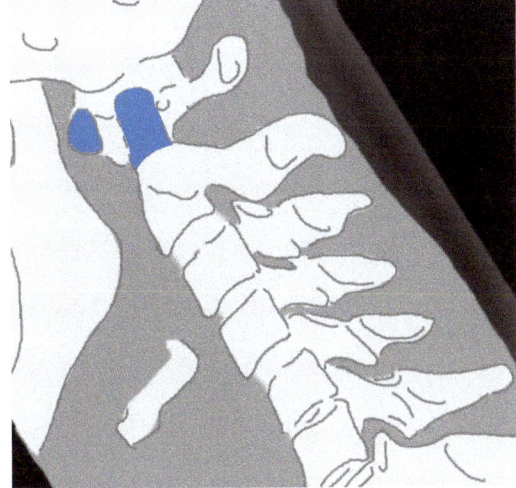

Figuur 28.2

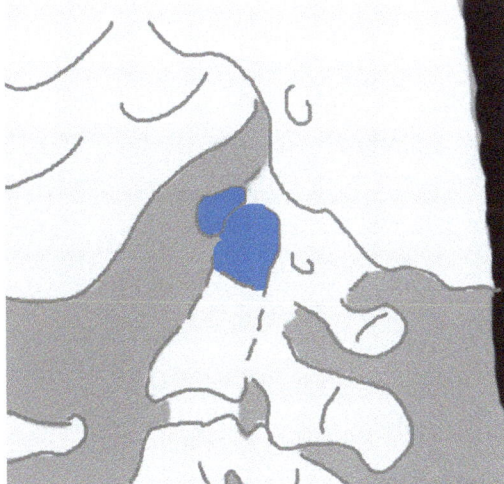

Figuur 28.4

Beschrijving van de beelden

Zijdelingse opname van de halswervelkolom tijdens flexie (figuren 28.1 en 28.2) en tijdens extensie (figuren 28.3 en 28.4). Tijdens extensie (figuur 28.3) bedraagt de afstand tussen de achterzijde van de atlas (het meer ventraal gelegen groene segment van C1) en de voorzijde van de dens (het meer dorsaal gelegen groene segment van C2) 1 mm. Tijdens flexie (figuren 28.1 en 28.2) bedraagt deze afstand 9 mm. Er is radiologisch derhalve een translatie zichtbaar tussen C1 en C2 van 8 mm. Dit past bij een atlantoaxiale instabiliteit. Bij de voorbereiding van de operatie wordt met deze bevinding rekening gehouden bij het maken van de keuze voor de techniek en soort van intubatie.

Kernpunten

RA en de halswervelkolom:
- de intervertebrale gewrichten en de kapsels en ligamenten van de halswervelkolom worden met name op het niveau C1-C2 door RA aangetast, net als andere gewrichten;
- in verband met de peroperatieve manipulatie van de nek is een preoperatief onderzoek naar een pathologische translatie van de wervels zinvol;
- indien er een translatie van meer dan 5 mm zichtbaar is op een conventionele flexie- en extensieopname, is er sprake van een instabiliteit.

29 Beeldvormende diagnostiek bij lage rugpijn

E. Niesten

> Een vrouw van 41 jaar klaagt over verergering van al lang bestaande lage rugklachten met uitstraling in het rechter bovenbeen. Het neurologisch onderzoek is normaal; met name de radiculaire provocatieproeven zijn niet afwijkend.

De aanvraag

Medische gegevens
Vrouw, 41 jaar, heeft chronische lage rugpijn. Uitstralende pijn in het rechter bovenbeen. Geen neurologische uitval of radiculaire prikkeling.
Aangevraagd onderzoek
Röntgenfoto van de lumbale wervelkolom.
Vraagstelling
Afwijkingen?

Bespreking

De aanvraag

De vraag 'afwijkingen?' wordt veel gesteld bij deze aspecifieke klachten, maar is eigenlijk geen goede vraagstelling. Lage rugpijn of lumbago is een klacht waarbij de diagnose eigenlijk wordt gesteld door andere 'specifieke' afwijkingen uit te sluiten. Deze aanvraag gaat dus over het uitsluiten van zichtbare afwijkingen en niet over het aantonen van een anatomisch substraat voor de pijn. Van belang bij deze aanvraag is verder dat er geen enkele relatie bestaat tussen de klinische klachten bij personen met aspecifieke lage rugklachten, al dan niet met uitstraling, en de beeldvormende diagnostiek. Lage rugklachten zijn vaak aspecifieke pijnklachten waarvoor slechts in 5 tot 10% van de gevallen een aanwijsbare oorzaak bestaat, zoals een trauma, een tumor of een ontsteking. De etiologie van lage rugklachten is multifactorieel bepaald en zowel organisch-pathologische afwijkingen als psychosociale factoren, zoals stress en ziektewinst, hebben er een belangrijk aandeel in.

Met deze informatie zou men het aanvullend onderzoek bij lage rugpijn kritisch moeten aanschouwen. Zo blijkt bijvoorbeeld uit meerdere onderzoeken dat röntgenologische bevindingen van discusdegeneratie geen betekenis hebben: ze houden geen of slechts weinig verband met (de ernst en frequentie van) lage rugpijn en er kunnen geen klinische consequenties uit getrokken worden – een toename van de discusdegeneratie is niet gerelateerd aan een toename van de lage rugklachten. Ook spondylolyse (een meestal congenitale onderbreking in de wervelboog) en geringe graden van spondylolisthese (een afglijding van het wervellichaam die bij tot 5% van de bevolking kan voorkomen en die in 82% van de gevallen gelokaliseerd is op niveau L5-S1) hebben geen duidelijke relatie met rugpijn. Dit geldt ook voor röntgenologisch zichtbare geringe scoliose, verstrekte lumbale lordose, geringe bek-

kenscheefstand, overgangswervels en tekenen van een ziekte van Scheuermann.
Concluderend kan gesteld worden dat bij chronische lage rugklachten radiologisch onderzoek geen meerwaarde lijkt te hebben en daarom geen aanbeveling verdient. Dit geldt echter niet wanneer er aanwijzingen zijn voor ernstige pathologie, de zogenoemde rode vlaggen. Dit zijn:
- acute rugklachten ontstaan voor het twintigste of na het vijfenvijftigste levensjaar;
- traumatische afwijkingen;
- plotselinge ernstige progressie van de rugpijn;
- verdenking op maligniteit of metastasen;
- corticosteroïdengebruik (osteoporosefractuur);
- immuunsuppressie;
- neurologische uitval en infectieuze aandoeningen.

De techniek

De conventionele radiologie van de lumbale wervelkolom bestaat uit een voor-achterwaartse (AP-) en een zijdelingse opname. De opname kan liggend of staand worden gemaakt. Een staande opname is geïndiceerd als er gedacht wordt aan stand- of houdingsafwijkingen, terwijl de liggende opname een beter morfologisch beeld geeft van de ossale structuren doordat de patiënt minder beweegt en beter gepositioneerd kan worden.
Beide beelden laten een schaduwbeeld zien van de wervels. Er zijn vijf belangrijke elementen aan elke wervel te onderscheiden. Lumbaal is de vorm van een normaal corpus bijna vierkant, waarbij er sprake is van een lichte concave uitbochting van de voorzijde. De verbinding van de wervelboog (lamina) met het corpus wordt gevormd door de boogvoet (pediculus). De processus transversus bevindt zich op de overgang van pediculus naar lamina. Op de lamina bevinden zich de vier facetgewrichten (twee boven en twee beneden), terwijl aan de achterzijde het doornuitsteeksel (processus spinosus) midden op de lamina is gelokaliseerd en naar beneden wijst.
Het belang van de herkenning van deze structuren op een gewone foto ligt in de voorkeur die sommige ziektebeelden hebben voor een van deze structuren. Fracturen komen in alle structuren van de wervel voor, maar de osteoporotische fractuur wordt alleen aangetroffen in het corpus. Metastasen hebben een duidelijke voorkeur voor de boogvoet, terwijl artrose in de facetgewrichten te vinden is. De lamina vertoont het vaakst congenitale afwijkingen zoals een sluitingsdefect (spina bifida). De discus en de aangrenzende ossale structuren zijn het gevoeligst voor ontstekingen (spondylodiscitis).
De hoogte van de discus wordt bepaald aan de hand van de bovenliggende discus. Gaande van hoog naar laag (van craniaal naar caudaal) neemt de hoogte telkens iets toe. Uitgezonderd is de discus L5-S1, die iets smaller is dan de discus L4-L5. Is de discus versmald, dan kan dit betekenen dat deze uitgedroogd is (dit is normaal op oudere leeftijd, men spreekt dan van discusdegeneratie) of kapot (om welke reden dan ook, men spreekt dan van een discuslijden of discopathie).

Het resultaat

Wanneer er klinisch geen afwijkingen van betekenis zijn geconstateerd, geeft een conventionele röntgenfoto geen relevante aanvullende informatie die consequenties heeft voor het beleid bij een patiënt met chronische lage rugpijn. Een conventionele rugfoto heeft alleen zin indien de patiënt in de anamnese of in het lichamelijk onderzoek verdacht wordt van ernstige afwijkingen: de rode vlaggen. Naast maligniteit en metastasen is een rode vlag bijvoorbeeld de verdenking (op basis van leeftijd, geslacht en kliniek) op osteoporotische wervelinzakkingen. Hierbij is het conventionele onderzoek een inventariserend onderzoek. MRI is weliswaar de beste techniek voor het vroegtijdig opsporen van metastasen, maar is minder geschikt voor het in beeld brengen van sclerotische metastasen die bij het prostaat- en het mammacarcinoom frequent optreden. Vandaar de rol die de overzichtsfoto kan hebben bij het juist interpreteren van de MR-beelden.
Bij de beschrijving van de conventionele foto komen termen als spondylartrose, vacuümfenomeen, spina bifida, degeneratieve afwijkingen en

discusversmalling vaak voor. Dit zijn beschrijvende termen die geen uitspraak doen over de oorzaak van de klachten. Spondylartrose is een samengesteld beeld van discusversmalling met degeneratieve veranderingen van de botbegrenzingen van de wervel. Een vacuümfenomeen (het uittreden van gas door onderdruk in de gedegenereerde discus, waardoor op de foto een heel zwarte structuur in de discusruimte zichtbaar wordt) zegt alleen dat de discus gedegenereerd is en dat er geen ontstekingsvocht aanwezig is op dit niveau. Een sluitingsdefect van de boog van L4 of L5 komt zo vaak voor dat dit eerder als een variant van het normale beeld dan als een pathologisch beeld moet worden gezien. Degeneratieve afwijkingen passend bij artrose van de facetgewrichten hebben dezelfde radiologische kenmerken als elke andere artrose (zie casus 26 in het deel Skelet). Een tussenwervelruimte is versmald indien de hoogte minder is dan de die van het bovenliggende niveau. Ook dit is beschrijvend, want de opname zegt niets over een discusuitstulping of wortelcompressie – de discus is op een gewone röntgenfoto niet te zien.

Aanvullend onderzoek zoals CT- en MRI-scan zijn enkel zinvol indien er therapeutische consequenties aan verbonden kunnen worden.

De beelden

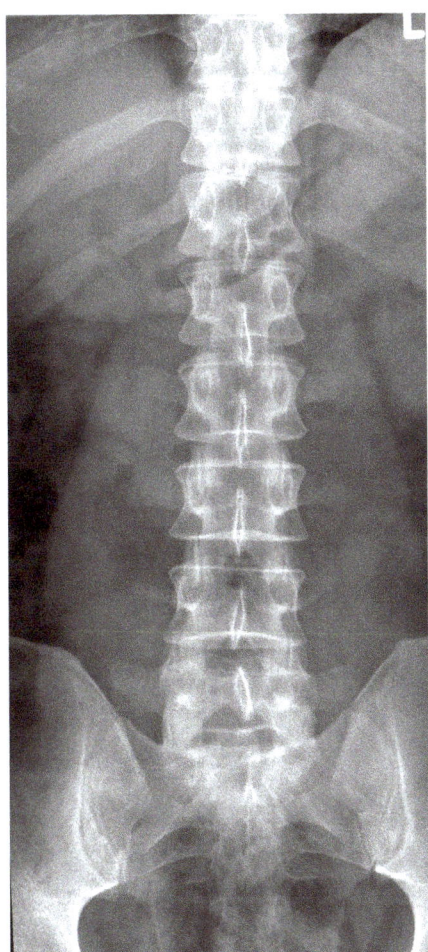

Figuur 29.1

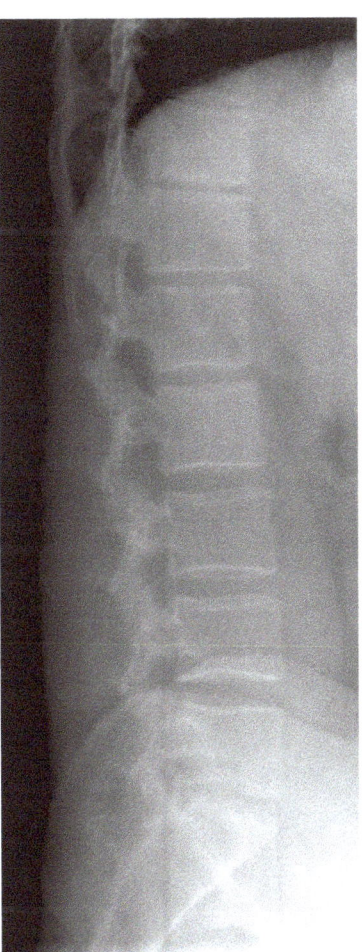

Figuur 29.2

Beschrijving van de beelden
Liggende opname AP (figuur 29.1) en lateraal (figuur 29.2). Door de liggende opnamen is de lumbale lordose verstreken. Er zijn 5 lumbale corpora. De corpora staan in lijn en hebben een normale vorm. De tussenwervelruimten (die toenemen in hoogte, gaande van L1-2 naar L4-5) vertonen een normale hoogte (figuur 29.2). De boogvoetjes zijn alle zichtbaar en vertonen een symmetrische positie (figuur 29.1). De laminae en de facetgewrichten hebben een normale vorm en ligging (figuren 29.1 en 29.2). Ook de processi spinosi (figuur 29.2) en de processi transversi (figuur 29.1) vertonen een normale positie bij een normale ossale structuur. De psoaslijnen zijn beiderzijds naast de wervelkolom zichtbaar en vertonen een symmetrisch beeld (figuur 29.1). Het sacrum is normaal en de sacro-iliacale gewrichten vertonen geen afwijkingen (figuur 29.1).

Kernpunten

Bij chronische lage rugklachten:
- zonder rode vlaggen heeft radiologische beeldvorming geen zin;
- bestaat er geen samenhang tussen de klachten en eventuele afwijkingen gevonden op een conventionele rugfoto;
- bestaat er geen relatie tussen de ernst van de klachten en de ernst van de radiologische afwijkingen op een conventionele rugfoto;
- kan een conventionele foto soms wel een andere functie voor de patiënt hebben (denk aan geruststelling).

30 Beeldvormende diagnostiek bij wervelfracturen

F. van Eck

Een vrouw van 19 jaar valt van een hoogte van 4 meter en komt op een harde ondergrond terecht. Bij aankomst op de Spoedeisende hulp wordt een goed aanspreekbare vrouw gezien met veel pijn. Er wordt een gecompliceerde onderbeenfractuur beiderzijds geconstateerd en een polsfractuur rechts. Daarbij geeft de patiënt pijn aan in de onderrug ter hoogte van niveau L3-L4. Bij lichamelijk onderzoek worden geen neurologische uitvalsverschijnselen geconstateerd.

De aanvraag

Medische gegevens
Vrouw, 19 jaar, val van 4 meter, geen neurologische afwijkingen, fracturen in beide benen en rechterpols, pijn in de onderrug (L3-L4).
Aangevraagd onderzoek
Röntgenopname van thoracale en lumbale wervelkolom.
Vraagstelling
Zijn er fracturen zichtbaar? Stabiel?

Bespreking

De aanvraag

Wervelfracturen worden in Nederland ongeveer tweeëntwintighonderd keer per jaar vastgesteld. De impact van een dergelijke fractuur is erg groot. Net als alle andere fracturen wordt de wervelfractuur ingedeeld op basis van een adequaat trauma of op basis van een onderliggend proces. In het laatste geval (bijvoorbeeld als gevolg van osteoporose, multipel myeloom, tumor, osteogenesis imperfecta enz.) wordt dit een pathologische fractuur genoemd. Zeventig procent van de wervelfracturen behoort tot deze laatste groep.
Om een traumatische wervelfractuur röntgenologisch te kunnen beoordelen, maakt men gebruik van een bepaalde classificatie. Een classificatie is een vastomschreven manier om de gevolgen van een doorgemaakt trauma vast te leggen. Dit kan gebeuren op basis van neurologische uitval, traumamechanisme of anatomische afwijkingen. Voor de neurologische uitval kan men gebruikmaken van de Frankel-classificatie; de Denis-classificatie combineert het traumamechanisme met de anatomische classificatie.
De Denis-classificatie wordt gebruikt om de therapie te bepalen: conservatief (bij een stabiele fractuur) dan wel operatief (bij een instabiele fractuur). 'Stabiel' betekent dat er bij bewegen of manipuleren van de patiënt geen verandering optreedt in de klinische situatie of in de vorm en positie van de fractuur en dat de onderlinge samen-

hang tussen de diverse elementen, betrokken bij de fractuur, intact blijft. Let wel: een fractuur is ofwel stabiel ofwel instabiel en kan nooit een beetje instabiel of een beetje stabiel zijn. Alleen de anatomische classificatie is van belang bij het beeldvormend onderzoek. In de lumbale en thoracale wervelkolom worden drie anatomische pijlers gedefinieerd:
- voorste of anterieure pijler: hiertoe behoren het ligamentum longitudinalis anterior, het voorste deel van het corpus en het voorste deel van de discus intervertebralis;
- middelste pijler: hiertoe behoren het ligamentum longitudinalis posterior, het achterste deel van het corpus en het achterste deel van de discus intervertebralis;
- achterste of posterieure pijler: hiertoe behoren de lamina met de facetgewrichten, processus transversus, processus spinosus en de ligamenten.

De techniek

Bij een val van grotere hoogte (een zogenoemd hoog-energetisch trauma) wordt altijd een serie foto's van de wervelkolom gemaakt terwijl de patiënt gestabiliseerd ligt op het *spineboard*. Conventionele röntgenfoto's worden beoordeeld volgens de anatomische (pijler)classificatie. Bij een ernstig letsel (met neurologische uitval) kan men besluiten om meteen een CT-onderzoek te doen, omdat deze techniek een nauwkeuriger beeld geeft van de uitbreiding van de fractuur. CT is als techniek betrouwbaarder dan de conventionele foto en biedt tevens de mogelijkheid een indruk te krijgen van het wervelkanaal en zijn inhoud. Ook op CT-beelden kan de anatomische classificatie van de aanwezige fracturen worden toegepast.
Beeldvormend onderzoek met behulp van MRI heeft op dit moment nog geen functie in de acute diagnostiek van de wervelfracturen, niet alleen vanwege de veel langere onderzoeksduur, maar ook omdat de magneet het niet toelaat de controleapparatuur, nodig voor de bewaking van de patiënt, aan te brengen.

Het resultaat

Een conventionele foto is weliswaar een eenvoudige, goedkope en patiëntvriendelijke techniek, maar heeft zijn beperkingen. Het resultaat is een schaduwbeeld dat de diverse anatomische structuren op en door elkaar afbeeldt. Bovendien wordt alleen het bot afgebeeld en niet de weke delen. Hierdoor is de conventionele foto wel goed bruikbaar als beginpunt van diagnostiek, maar niet altijd even betrouwbaar. Vaak zijn de fracturen wat moeilijker te classificeren, zoals de conventionele beelden in deze casus illustreren. De anatomische classificatie geeft aan dat als een fractuur beperkt is tot de voorste pijler, er sprake is van een stabiele fractuur. Is de middelste pijler aangedaan, of zijn er twee of meer pijlers bij de fractuur betrokken, dan is er sprake van een instabiele fractuur. In dat geval is aanvullend beeldonderzoek noodzakelijk. De CT-techniek is op dit moment de methode van voorkeur.

De beelden

Beschrijving van de beelden
Op de conventionele opnamen (AP, figuur 30.1, en lateraal, figuur 30.2) zijn contouronregelmatigheden in de voor-bovenzijde van de corpora L1, L2 en L4 te zien. Volgens de anatomische classificatie zijn de fracturen aan de voor-bovenzijde van de corpora L1 en L2 stabiel, want zij blijven beperkt tot de voorste pijler. Het corpus L4 daarentegen heeft zijn normale vierkante vorm verloren; op de AP-opname (figuur 30.1) is deze vormverandering, waarbij het hele corpus L4 is samengedrukt, goed te zien.
Op niveau L4 is tevens de afstand tussen de boogvoetjes breder geworden. Deze is groter dan op de boven- en onderliggende niveaus. Dit betekent dat zowel de voorste als de middelste pijler aangedaan zijn en dat er in de anatomische classificatie dus sprake is van een instabiele fractuur. Verder onderzoek was derhalve noodzakelijk, en aansluitend werd dan ook bij deze patiënt een CT-beeld vervaardigd. Naast de transversale coupes werden er coronale en sagittale reconstructies gemaakt. Op de transversale coupes door L2

30 BEELDVORMENDE DIAGNOSTIEK BIJ WERVELFRACTUREN

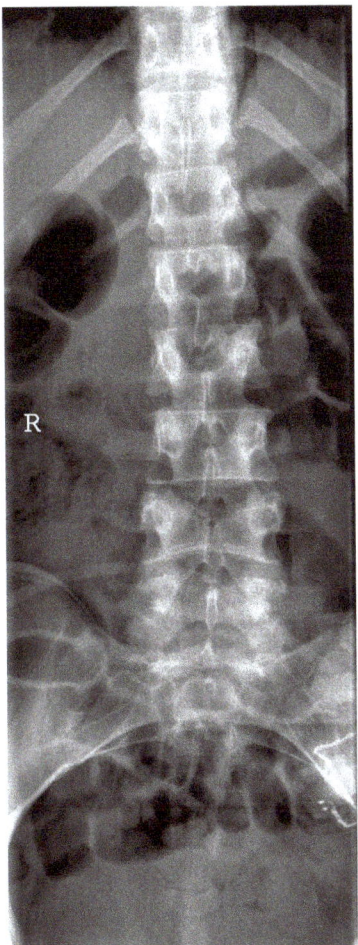

Figuur 30.1

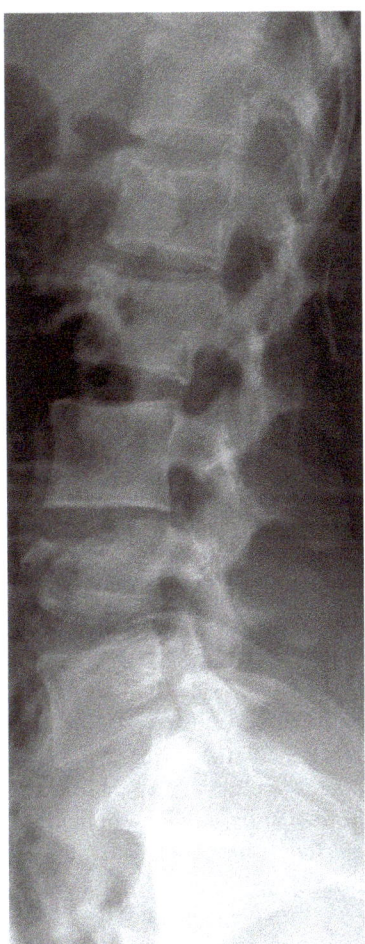

Figuur 30.2

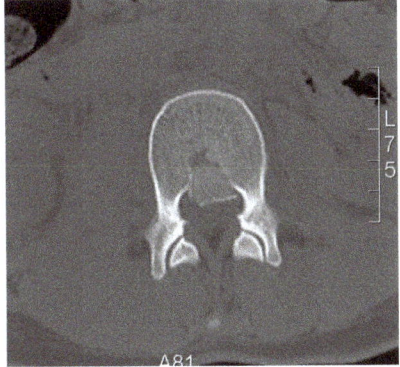

Figuur 30.3

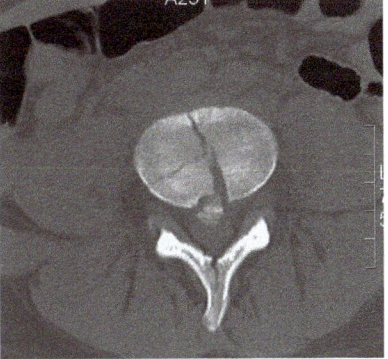

Figuur 30.4

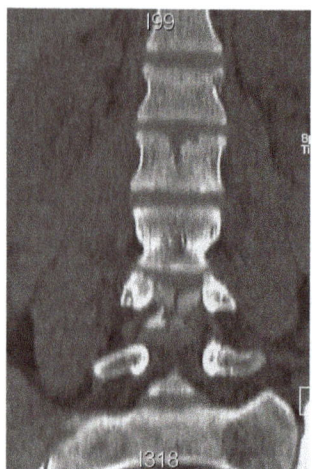

Figuur 30.5

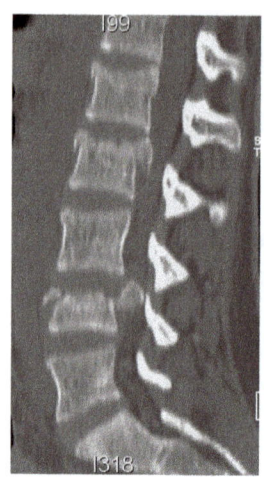

Figuur 30.6

(figuur 30.3) en L4 (figuur 30.4) is een fractuur in de achterwand te zien. Anders dan op de conventionele foto is op dit doorsnedebeeld te zien dat een deel van de achterwand zich in het wervelkanaal bevindt. Dit betekent een bedreiging van de neurologische structuren van het wervelkanaal. De coronale (figuur 30.5) en de sagittale (figuur 30.6) reconstructie laten nog duidelijker zien hoe de achterwand van L2 en L4 in stukken uiteenligt.

Op figuur 30.4 is te zien dat niet alleen de achterwand maar ook de processus spinosus van L4 een fractuur vertoont. Ook deze was niet zichtbaar op de conventionele opname (zie figuur 30.1). Dit betekent dat de classificatie van de fractuur van L4 verandert van een fractuur door twee pijlers naar een fractuur van alle pijlers. Dit is een zeer instabiele situatie en op basis van deze bevindingen in combinatie met het traumamechanisme en het klinische beeld is bij patiënt besloten tot een chirurgische stabilisatie van de fracturen.

Kernpunten

Fracturen van de thoracale en lumbale wervels:
- de eerste beoordeling geschiedt op een conventionele opname;
- hierbij is de anatomische locatie van de fracturen in de voorste, middelste en achterste pijler van belang voor de classificatie van de fractuur;
- is er sprake van een instabiele fractuur, dan dient er altijd aansluitend vervolgonderzoek plaats te vinden, op dit ogenblik is CT de techniek van voorkeur;
- het conventionele onderzoek is vaak moeilijk te interpreteren en vaak moet de classificatie worden aangepast omdat de CT-beelden nieuwe bevindingen laten zien.

31 Een MRI-onderzoek van de knie

M. Ploegmakers

Een 30-jarige man komt in verband met klachten van een dikke knie na inspanning en een pijnlijk gevoel aan de buitenzijde van zijn knie bij diepe kniebuigingen. Het lichamelijk onderzoek levert behalve vage drukpijn over het laterale tibiaplateau niets op. Een half jaar geleden heeft hij tijdens het voetballen een draaitrauma van zijn linkerknie doorgemaakt. De knie was toen dik, maar na een week ging het weer. De pijnklachten zijn daarna niet verdwenen en lijken nu zelfs erger te worden.

De aanvraag

Medische gegevens
Man, 30 jaar. In het verleden draaitrauma van de knie. Toenemend pijnklachten en functiebeperking. De conventionele opname van de rechterknie laat geen afwijkingen zien.
Aangevraagd onderzoek
MRI van de linkerknie.
Vraagstelling
Zijn er afwijkingen aan menisci en ligamenten?

Bespreking

De aanvraag

De belangrijkste indicatie voor een MRI van de knie is de vraagstelling of er posttraumatische afwijkingen zichtbaar zijn. Dit komt omdat het kniegewricht een complex gewricht is dat bestaat uit bot, kraakbeen, ligamenten en kapsels. Van deze zeer complexe structuur worden op een conventionele opname alleen de drie botstukken goed afgebeeld; het complexe geheel van banden en ligamenten en het inwendige kraakbeen van het gewricht zijn op een conventionele foto niet zichtbaar. De komst van de MRI, waarbij deze interne kniestructuren wel zichtbaar werden, maakte dat een 'MRI knie' een van de meest frequent aangevraagde MR-onderzoeken is geworden.

Indien een patiënt op klinische gronden wordt verdacht van een posttraumatische knieafwijking, is MRI de techniek van voorkeur. De conventionele opname is daarbij enkel een screening op grove ossale pathologie. MRI heeft een zeer goede negatief-voorspellende waarde voor meniscusletsel, zodat een normale meniscus op een MRI-onderzoek meniscuspathologie op zeer betrouwbare en niet-invasieve wijze uitsluit.

Artrografie, het inbrengen van contrast in een gewricht om zo de gewrichtholte af te beelden, is met de komst van de MRI obsoleet geworden en echografie is bij interne afwijkingen in het kniegewricht een weinig adequate techniek en wordt slechts toegepast bij verdenking op letsels van de collaterale banden.

De techniek

De patiënt wordt op zijn rug gepositioneerd en om de knie wordt een oppervlaktespoel aangebracht. Deze spoel is het lokale ontvangapparaat voor de signalen uit de knie. Door de ontvanger zo dicht bij de oppervlakte van het betrokken lichaamsdeel te plaatsen, worden de signalen duidelijker en wordt de kwaliteit van het beeld beter (zie ook casus 3 in het deel Techniek). Er worden meetsequenties uitgezet die speciaal bedoeld zijn voor het afbeelden van de menisci, de ligamenten, het beenmerg en het kraakbeen.

De menisci zijn het best te zien op een coronale en/of sagittale T1-gewogen sequentie. De menisci zijn daarop als zwarte driehoekjes zichtbaar in het kniegewricht. De kruisbanden zijn het best zichtbaar in de sagittale richtingen, ook in de T1-gewogen sequentie. De achterste kruisband is zichtbaar als een zwarte lijnvormige structuur; de voorste kruisband, die een meer gedraaid verloop en een andere bindweefselsamenstelling heeft, geeft een hoger signaal dan de achterste kruisband en is grijs.

De collaterale banden zijn het beste zichtbaar op een coronale T1-gewogen sequentie, en zijn dan zichtbaar als zwarte dunne lijnen aan de meer dorsaal gelegen begrenzingen van het kniegewricht.

Het beenmerg kan een bloeduitstorting laten zien bij knieletsels (een *bone bruise*), wat het best te zien is op de T2-gewogen opnames. Hierbij wordt het donkere signaal van het normale beenmerg vervangen door een hoger signaal van het bloed en vocht in de *bone bruise*.

Defecten van het gewrichtskraakbeen zijn het best af te beelden met een speciale T1-gewogen techniek met *fat suppression*, die hier niet verder zal worden besproken.

Het resultaat

De menisci bestaan uit hoefijzervormige structuren van fibreus kraakbeen die gelegen zijn tussen het femur en de tibia, zowel mediaal als lateraal. De mediale meniscus is kleiner dan de buitenste en, door de ophanging aan het mediale ligament, minder beweeglijk. Wanneer het T1-gewogen MRI-beeld lijnvormige structuren laat zien in het normaliter homogene signaal van de meniscus (een scherpe witte lijn door een zwarte driehoekige structuur), is er sprake van een scheur. Deze kan verticaal verlopen (een *bucket handle*-scheur) of horizontaal (een vissenbekscheur). Is het signaal van de meniscus centraal wisselend van intensiteit (wit en zwart door elkaar), dan is er sprake van fibrosering, wat kan passen bij een degeneratie van het kraakbeen, bijvoorbeeld als gevolg van een doorgemaakte meniscusscheur.

De kruisbanden verlopen niet in een vlak, maar hebben een gedraaid verloop waardoor ze niet altijd in hun totaliteit op een doorsnede te zien zijn. Door het bestuderen van een serie opeenvolgende beelden kan de gehele kruisband toch worden beoordeeld. De achterste kruisband verloopt van de achterzijde van het tibiaplateau als een dikke zwarte lijn, zonder interne signalen, naar de top van de fossa intercondylaris. Is de band kapot, dan is hij verkort en verdikt en kan men op de achtereenvolgende beelden geen doorlopende structuur meer vaststellen. Ook voor de voorste kruisband geldt dit, maar doordat deze een sterker gedraaid verloop heeft en een verhoogd signaal afgeeft, is hij wat moeilijker te zien en te beoordelen.

Het gewrichtskraakbeen wordt beoordeeld op zijn begrenzingen; deze moeten regelmatig zijn en het signaal is ook homogeen. Een hobbelig oppervlak en onregelmatigheden in de inwendige signalen van het kraakbeen wijzen op degeneratie. Ook kraakbeenfracturen kunnen soms als lijnvormige veranderingen in het signaal worden gezien.

Een normaal synovium is op een MRI-beeld onzichtbaar, maar wanneer er sprake is van een ontsteking, dan kan dit wel worden gezien als een verdikking van het kapsel met verhoogd signaal (wit) op T2-gewogen sequenties. Ook een grotere hoeveelheid vocht in het gewricht op de bursae wordt snel herkend op de T2-gewogen opnames.

De beelden

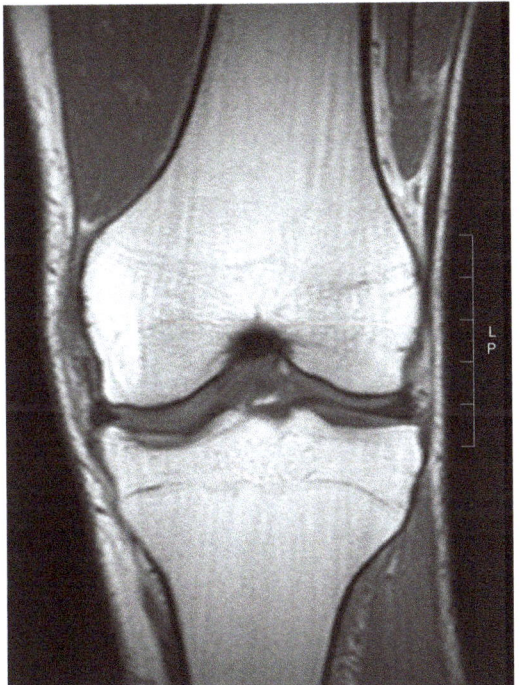

Figuur 31.1

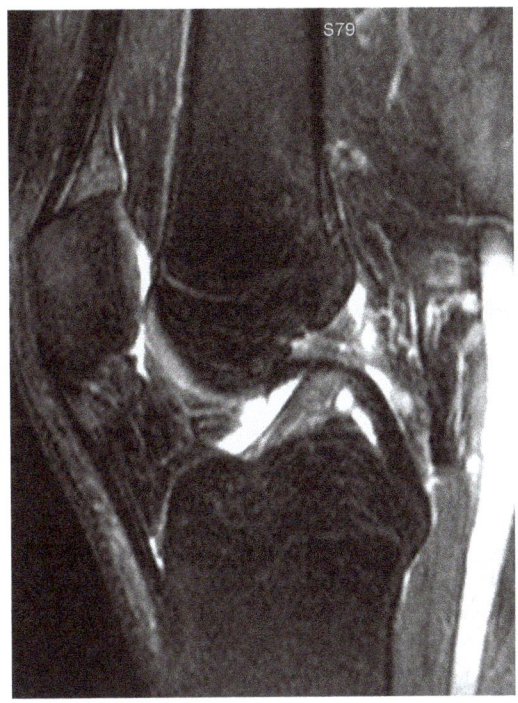

Figuur 31.3

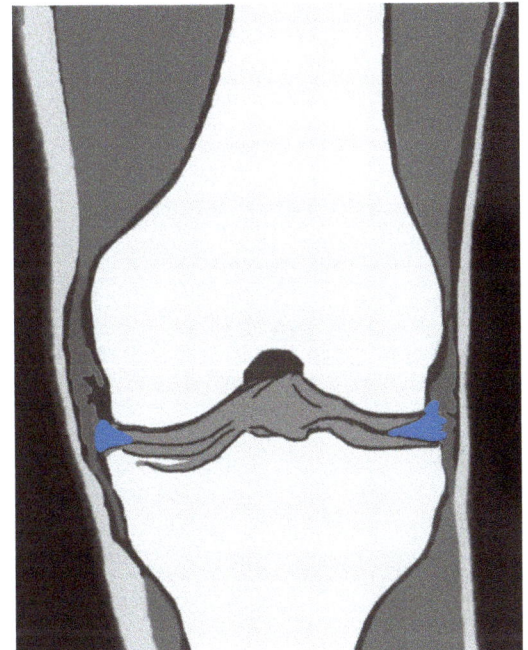

Figuur 31.2

Beschrijving van de beelden

De figuren 31.1 en 31.2 tonen een T1-gewogen coronale doorsnede door het midden van de linkerknie. Het beenmerg is wit en het gewrichtskraakbeen is grijs. De menisci zijn te zien als zwarte driehoekige structuren (als blauwe segmenten afgebeeld in figuur 31.2), omgeven door het grijze gewrichtskraakbeen. De beide menisci vertonen geen afwijkingen. De collaterale banden zijn niet zichtbaar (liggen meer dorsaal) en het signaalvrije (*signal-void*: zwart) gebied in de top van de fossa intercondylaris (het zwarte gebied centraal in figuur 31.2) is de aanhechting van de achterste kruisband. De voorste kruisband is op deze opname niet te onderscheiden van het omringende weefsel.

Figuur 31.3 toont een T2-gewogen opname door het midden van de linkerknie. De achterste kruisband is als een gebogen zwarte lijnvormige structuur zichtbaar, terwijl de voorste kruisband als een meer grijze structuur te herkennen is die dwars op de achterste kruisband verloopt. Er is sprake van een geringe hoeveelheid vocht in het gewricht (geringe hydrops) en aan de achterzijde worden de grote bloedvaten zichtbaar als met vocht (wit) gevulde buisvormige structuren. Op deze opname zijn de kruisbanden intact.

Kernpunten

MRI van de knie:
- is de techniek van voorkeur bij verdenking op posttraumatische gewrichtsafwijkingen van de knie;
- heeft een betrouwbare negatief-voorspellende waarde voor een meniscusletsel;
- is bijna de enige techniek die in staat is om de kruisbanden af te beelden;
- kan, door gebruik te maken van een oppervlaktespoel en speciale sequentietechnieken, alle structuren van de knie afbeelden.

Deel 6 Kinderen

32 Beeldvormende diagnostiek bij het idiopathic respiratory distress syndrome (IRDS)

G. Stege

Een jongen werd prematuur geboren wegens vastgestelde preëclampsie bij de moeder. De zwangerschapsduur bedroeg 32 weken en het geboortegewicht 2150 gram. Tijdens de bevalling werd geen meconiumhoudend vruchtwater gezien. Na een aanvankelijk goede start ontwikkelde de neonaat enkele uren later een beeld van ademhalingsproblemen met intercostale intrekkingen, expiratoire geluiden en neusvleugelen. Hij werd tachypnoïsch (ademfrequentie 70/min) en toenemend-cyanotisch.

De aanvraag

Medische gegevens
Premature neonaat, 32 weken, met toenemende ademhalingsmoeilijkheden, gedaalde saturaties, daarbij toenemend dyspnoëisch en cyanotisch.
Aangevraagd onderzoek
X-thorax.
Vraagstelling
Zijn er radiologisch aanwijzingen voor IRDS?

Bespreking

De aanvraag

IRDS, ook wel *hyaline membrane disease* (HMD) genoemd, is de meest voorkomende oorzaak voor luchtwegproblemen bij de premature neonaat. Het is een ademhalingsstoornis waarbij de longblaasjes (alveoli) niet openblijven wegens een tekort aan surfactant. Surfactant speelt een essentiële rol bij de longontplooiing na de geboorte. Het wordt geproduceerd door het alveolair epitheel, zorgt door verlaging van de oppervlaktespanning voor een gelijkmatige ontplooiing van de alveoli bij inspiratie en voorkomt samenvallen van alveoli bij expiratie. Hierdoor wordt de ademhaling vergemakkelijkt, wat met name voor de premature en zwakke neonaat belangrijk is. Daarnaast zorgt het openstaan van de longblaasje er ook voor dat een bepaalde luchtdruk in de longen gehandhaafd blijft, wat mede de oorzaak is dat er geen vocht in de longblaasjes kan lekken.
De synthese van surfactant begint na de vierentwintigste zwangerschapsweek en bereikt rond de à terme datum een normale waarde. Gebrek aan surfactant zorgt dus voor een slechte compli-

antie (een grotere stugheid) van het longweefsel, waardoor celbeschadiging met debris en exsudaatvorming in de longblaasjes optreedt. Deze veranderingen zijn op een thoraxfoto zichtbaar.

De techniek

Bij premature neonaten wordt een thoraxfoto gemaakt waarbij het patiëntje blijft liggen in de couveuse. Onder het kind wordt een detectieplaat geschoven en met een verrijdbaar toestel wordt de opname gemaakt (een AP-opname dus). De stralenbelasting is niet hoog en weegt duidelijk op tegen de risico's van het niet ontdekken van aanwezige afwijkingen.

Het resultaat

De normale thoraxfoto van een pasgeborene verschilt op een aantal punten van de normale thoraxfoto bij volwassenen (zie casus 11 in het deel Borst). Ten eerste heeft de thorax een trapezoïde vorm op AP-opnamen (figuur 32.1) en bevinden de diafragmakoepels zich bij normale inspiratie ventraal ter hoogte van de zesde of zevende rib en dorsaal ter hoogte van de achtste of negende rib. De longen zijn meer radiolucent (laten meer röntgenstraling door) dan bij oudere kinderen en volwassenen en er is een grotere variatie in de breedte van het hart. Indien de hartbreedte meer dan tweederde van de thorax bedraagt, spreekt men van cardiomegalie. Een ander verschil is de aanwezigheid van de thymus. Hierdoor zijn de aorta en de longarteriën vaak moeilijk te herkennen. De thymus heeft een linker- en een rechterkwab en ligt in het anterosuperieure mediastinum; hij is erg elastisch van consistentie en kan zich daardoor tussen andere weefsels 'persen'. Hierdoor kan het zogenoemde *sail-sign* ontstaan: één van de kwabben van de thymus bevindt zich tussen de onder- en de midden- of bovenkwab van één van de longen.

De klassieke afwijkingen die radiologisch bij een patiënt met IRDS worden aangetroffen bestaan uit longweefsel dat minder goed luchthoudend (en dus grijzer op de foto) en kleiner in volume is. De vorm van de thorax is meer klokvormig en de hilaire vaten zijn moeilijker afgrensbaar. Het longweefsel vertoont een fijnkorrelig patroon (matglaspatroon) waarin de luchtwegen zichtbaar zijn als zwarte, luchthoudende buisvormige structuren, die goed afsteken tegen het matglazen aspect van het longweefsel (een luchtbronchogram). Let op: bij expiratie ziet het beeld er veel ernstiger uit dan tijdens inspiratie.

Het is van belang het optreden van deze radiologische afwijkingen (het matglazen aspect, het ontstaan van een luchtbronchogram, het verdwijnen van de vaatcontouren) te combineren met de kliniek en het tijdstip van het ontstaan van de klachten. Het duurt vaak echter enkele uren voordat het ernstigste beeld ontstaat, waarbij het longweefsel nauwelijks nog lucht bevat (consolidatie van het longweefsel). Een conventionele thoraxfoto die een uur postnataal gemaakt is, kan weinig tot geen afwijkingen laten zien, een opname drie à vier uur later kan fors verslechterd zijn. Vandaar het belang om niet het radiologische beeld maar de kliniek te vervolgen en waar nodig de thoraxfoto te herhalen. Wordt bij een neonaat met deze afwijking endotracheaal (door de beademingstube) surfactant toegediend, dan zijn de cyanose en ademhalingsproblemen meestal binnen 24 uur verdwenen. Men dient zich echter daarbij wel te realiseren dat met deze behandeling de ziekte niet verholpen is.

De beelden

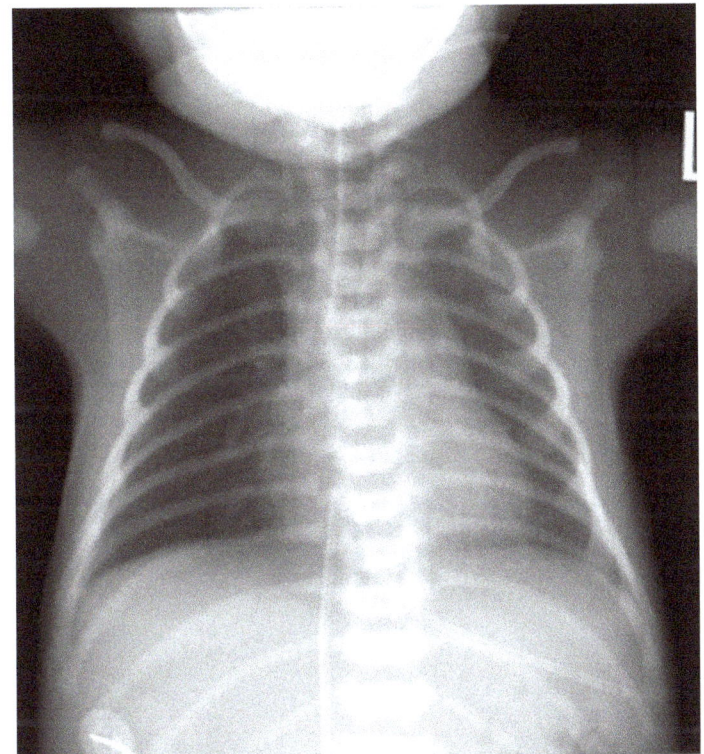

Figuur 32.1

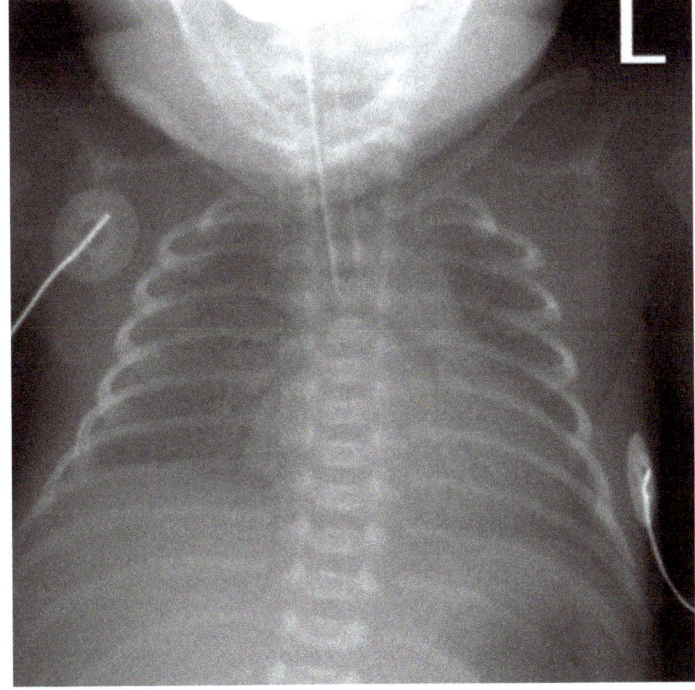

Figuur 32.2

Beschrijving van de beelden
Figuur 32.1 laat het normale thoraxbeeld van een neonaat zien. De thorax is piramidaal van vorm. Het longweefsel is goed luchthoudend (zwart), terwijl de hartconfiguratie normaal is. De stand van de diafragmakoepels is normaal.
Figuur 32.2 laat het beeld zien van een IRDS-patiëntje. De thorax heeft enigszins de vorm van een klok. Het longweefsel is minder luchthoudend en over de beide longvelden ligt een fijnkorrelig waas (matglazen aspect). In dit weefsel zijn de luchtwegen als zwarte lijnen zichtbaar (luchtbronchogram), terwijl de longhili met de longvaten bijna niet meer zijn af te grenzen.

Kernpunten

IRDS:
- is de meest voorkomende oorzaak van ademhalingsproblemen bij de premature neonaat;
- is een ziektebeeld dat sluipend kan beginnen;
- het longbeeld bij IRDS vertoont een verminderd longvolume bij een matglazen beeld van het longweefsel;
- de thoraxfoto bij de neonaat is weinig specifiek en moet altijd gecorreleerd worden aan het klinische beeld.

33 Beeldvormende diagnostiek bij pylorushypertrofie

E. Cremers

Een drie weken oude baby komt met zijn ouders op de eerste hulp in verband met sinds twee dagen bestaand projectiel braken, waarbij ongeveer een half uur na de voeding de melk in grote golven naar buiten komt. Het braaksel is niet gallig. De klachten bestaan sinds twee dagen. Bij lichamelijk onderzoek wordt een alerte baby gezien met gering gewichtsverlies en versterkte maagperistaltiek.

De aanvraag

Medische gegevens
Drie weken oude baby met sinds 2 dagen (niet-gallig) projectiel braken. Gering gewichtsverlies. Bij lichamelijk onderzoek versterkte maagperistaltiek.
Aangevraagd onderzoek
Echo abdomen.
Vraagstelling
Zijn er aanwijzingen voor een pylorushypertrofie?

Bespreking

De aanvraag

De klassieke presentatie van een kind met een pylorushypertrofie is een twee tot zes weken oude baby die vlak na het eten de voeding in een boog uitbraakt (projectiel braken). De oorzaak voor de hypertrofie van de circulaire spieren van de pylorus (de longitudinale spieren zijn normaal) is niet bekend. Gedacht wordt aan genetische factoren en mogelijk een te hoog gastrinegehalte. De klassieke presentatie komt slechts in ongeveer 15% van de gevallen voor. De meeste kinderen presenteren zich met frequent braken in combinatie met tekenen van lichte uitdroging. Na de twaalfde levensweek is de diagnose echter zeldzaam. Door een verdikking van de circulaire pylorusspier – bij de uitgang van de maag – treden er ongecoördineerde contracties op van maag en darm waardoor het kind gaat braken en daarna weer snel om voeding vraagt (*hungry vomiter*). Jongetjes zijn vier- tot vijfmaal vaker aangedaan dan meisjes.

Bij lichamelijk onderzoek worden er vaak versterkte peristaltiekgolven van de darmen gevonden (soms ook zichtbaar onder de buikhuid) en kan in de bovenbuik een olijfvormige zwelling worden gepalpeerd. Zijn deze symptomen aanwezig, dan is verder beeldvormend onderzoek eigenlijk niet nodig.

De techniek

Indien er toch verdenking op een hypertrofische pylorus bestaat maar de symptomen niet karakteristiek genoeg zijn, is echografisch onderzoek van de bovenbuik de techniek van eerste keuze. Een conventioneel radiologisch maag-darmonderzoek met bariumcontrast wordt alleen gedaan indien zowel het klinische beeld als het echografisch onderzoek niet conclusief zijn. Dit onderzoek is langduriger en belastender voor het kind.

Het echografisch onderzoek wordt uitgevoerd met een hoogfrequente transducer, meestal een 7,5 MHz lineaire transducer, omdat de structuren klein zijn en direct onder de huid liggen. De uitgezette maag is veelal goed zichtbaar, zeker indien tijdens het onderzoek een glucoseoplossing wordt toegediend. De anatomie van de pylorusspier is goed te zien op de echo: de mucosa is echorijk en de spiermantel is echoarm. Door het kind licht op de rechterzijde te draaien is het mogelijk om de maag als venster te gebruiken om de pylorus op te zoeken.

De beelden

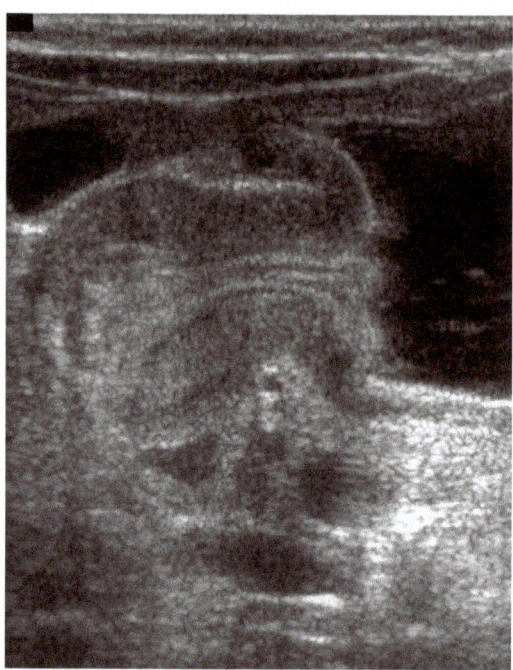

Figuur 33.1

Het resultaat

Een hypertrofische pylorus wordt gekenmerkt door een te lang kanaal met een te dikke spierwand. Is het pyloruskanaal langer dan 17 mm, dan wordt gesproken van een pathologische lengte. Is de lengte tussen de 14 en 17 mm, dan wordt dit als verdacht aangemerkt. Onder de 14 mm, is de lengte van het kanaal normaal. Is de dikte van de spierwand van de pylorus meer dan 3 mm dan wordt dit als pathologisch beschouwd. Tussen de 1,5 en 3 mm is de waarde verdacht en onder de 1,5 mm is de waarde normaal.

Dit betekent dat bij goed echografisch onderzoek de meting wordt verricht in de meest juiste positie, waarbij de lengte en de dikte worden gemeten in twee loodrecht op elkaar staande richtingen om de foutenmarge zo klein mogelijk te houden. Door het kind een kleine hoeveelheid glucoseoplossing te laten drinken kan echografisch worden vastgesteld dat er geen passage van het vocht door de pylorus plaatsvindt.

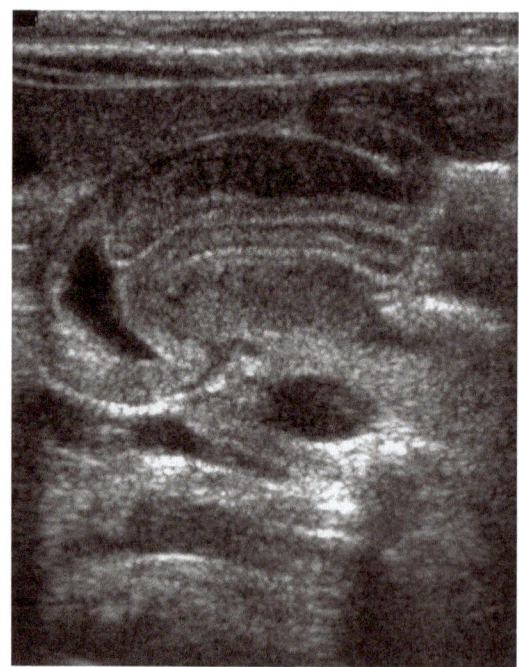

Figuur 33.2

33 BEELDVORMENDE DIAGNOSTIEK BIJ PYLORUSHYPERTROFIE

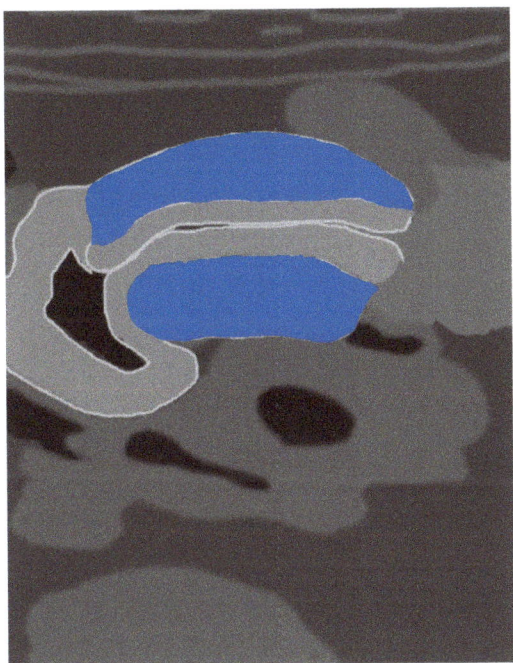

Figuur 33.3

Beschrijving van de beelden

De opname is gemaakt in de lengterichting van het pyloruskanaal. Op figuur 33.1 is de hoeveelheid suikerwater in de maag (rechts op de afbeelding) goed zichtbaar. In figuur 33.2 zijn het einde van de pylorus en het begin van het duodenum (links op het beeld) zichtbaar. De circulaire spierwand (blauw in figuur 33.3) is verdikt terwijl de eronder liggende longitudinale spierwand normaal is (grijs in figuur 33.3). De dikte van de spierwand van de pylorus bedraagt 5 mm en de lengte van het pyloruskanaal bedraagt 23 mm. Na toediening van glucoseoplossing is er geen passage door de pylorus, terwijl er een uitgesproken peristaltiek van de maagwand zichtbaar is. Het beeld past bij een pylorushypertrofie.

Kernpunten

Pylorushypertrofie:
- wordt na de twaalfde levensweek bijna niet meer gezien;
- echografie is de techniek van eerste keuze om de pylorus af te beelden;
- de techniek van de echografie luistert erg nauw om een betrouwbare meting van de dikte van de spierwand en de lengte van het kanaal te verkrijgen;
- onderzoek met bariumcontrast is alleen nodig indien de kliniek en het echografisch onderzoek niet conclusief zijn.

34 Beeldvormende diagnostiek bij congenitale heupdysplasie (CHD)

E. Hermans

Een meisje van 6 maanden komt op het zuigelingenbureau voor controle. Er wordt een asymmetrische bilplooi vastgesteld. Zij blijkt geboren te zijn in stuitligging.

De aanvraag

Medische gegevens
Baby (meisje), 6 maanden oud, asymmetrische bilplooi en geboren in stuitligging.
Aangevraagd onderzoek
X-bekken.
Vraagstelling
Congenitale heupdysplasie?

Bespreking

De aanvraag

Als een arts bij een controle van een zuigeling een asymmetrische bilplooi ziet, wordt hij al gauw op het spoor gezet van een heupdysplasie. Toch blijkt dat in een derde van de gevallen het kind geen afwijking vertoont in het heupgewricht. Indien een kind ook nog eens in stuitligging is geboren, wordt de kans op een heupdysplasie echter negenmaal zo groot. Andere belangrijke risicofactoren zijn de aanwezigheid van een positieve familieanamnese en het vrouwelijk geslacht (verhouding mannen-vrouwen 1:6). Het is belangrijk om een heupdysplasie snel op te sporen. Doordat zich een incongruent heupgewricht ontwikkelt, is er een grote kans dat zich op jeugdige leeftijd een coxartrose zal ontwikkelen, wat in deze levensfase erg invaliderend is.

Congenitale heupdysplasie is het gevolg van een te grote laxiteit van het heupkapsel, waardoor een verstoring in de verbening van het acetabulum optreedt. Een CHD is dus met name een afwijking van het acetabulum. Deze afwijking kan genetisch of hormonaal bepaald zijn of kan geïnduceerd zijn door ruimtebeperkende mechanische factoren in utero. De afwijking van het acetabulum is zichtbaar als een te grote acetabulumhoek, waarbij het laterale deel van het pandak naar boven is afgeplat of te steil wegloopt. Dit heeft tot gevolg dat de heupkop (kern) onvoldoende door het benige deel van het acetabulum wordt begrensd. Voor de bepaling van de acetabulumhoek is een conventionele opname van het bekken of een echografisch onderzoek van de heupen de techniek van voorkeur. Om met echografisch onderzoek een voldoende betrouwbare meting te krijgen, is grote ervaring en vaardigheid van de onderzoeker vereist. Bij de conventionele bekkenfoto is de positionering beter te standaardiseren, wat een betrouwbaarder resultaat geeft. Het nadeel is echter de stralenbelasting voor het kind. Welke techniek bij voorkeur gekozen wordt, is per ziekenhuis verschillend. In deze casus wordt alleen de conventionele techniek besproken.

De techniek

Belangrijk bij de vraagstelling CHD is om van het hele bekken een symmetrische AP-opname te maken. Het kind dient hiervoor plat op de rug te liggen met een lichte flexiestand van de heupen (niet meer dan 30°). Deze flexiestand is nodig om te voorkomen dat het kind een holle rug trekt waardoor het bekken te veel gekanteld wordt. De knieën worden zo recht mogelijk naast elkaar gehouden om een symmetrische stand van de femora te krijgen. De gonaden dienen te worden afgedekt. Vooral bij meisjes eist dit enige oefening, omdat het lood niet gedeeltelijk een heupgewricht mag bedekken.

Wanneer er sprake is van een heupdysplasie, kan een Lauenstein-opname (een opname in kikkerstand, *frog-leg position*) gemaakt worden. Deze aanvullende opname laat zien of de heupkoppen (heupkopkernen) goed in het acetabulum gedraaid kunnen worden. Bij deze opname wordt het kind op dezelfde manier op de tafel gepositioneerd als voor de AP-opname, maar worden de benen nu zover mogelijk in abductie en exorotatie gedraaid.

Het resultaat

De conventionele AP-opname wordt gebruikt om de acetabulumindex te meten. Deze index is de hoek tussen twee denkbeeldige lijnen op de foto. De horizontale lijn (de 'lijn van Hilgenreiner') verbindt de twee punten van het os ilium die te vinden zijn op de centrale groeilijn in het linker en rechter acetabulum. De tweede lijn is de verbindingslijn tussen dit linker- en rechterpunt en de laterale voorzijde van het pandak (figuur 34.2). De hoek die deze twee lijnen met elkaar maken, wordt vergeleken met de normaalwaarden die in de literatuur zijn vastgelegd. Afhankelijk van de leeftijd, het geslacht van het kind en of het de linker- of rechterheup betreft, kan voor elke hoek de mate van dysplasie worden bepaald.

De behandeling van een CHD is afhankelijk van de leeftijd. Het idee achter de behandeling is om de femurkop(kern) zo goed mogelijk in het acetabulum te positioneren zodat door het vele trappelen van het kind in deze positie een groeiprikkel wordt gegenereerd waardoor het acetabulum normaal kan uitrijpen.

De beelden

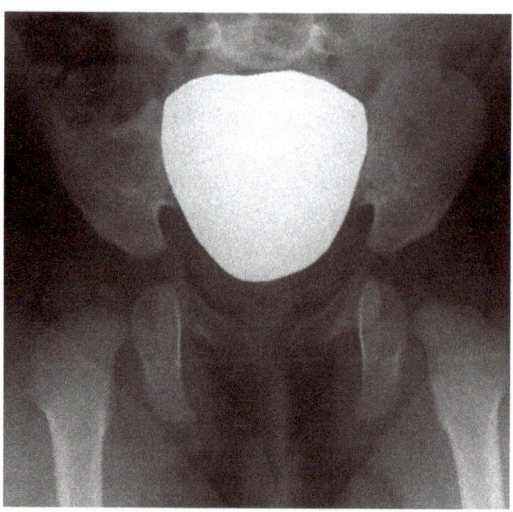

Figuur 34.1

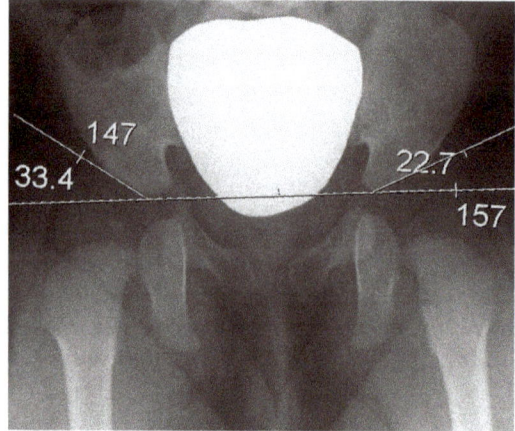

Figuur 34.2

34 BEELDVORMENDE DIAGNOSTIEK BIJ CONGENITALE HEUPDYSPLASIE

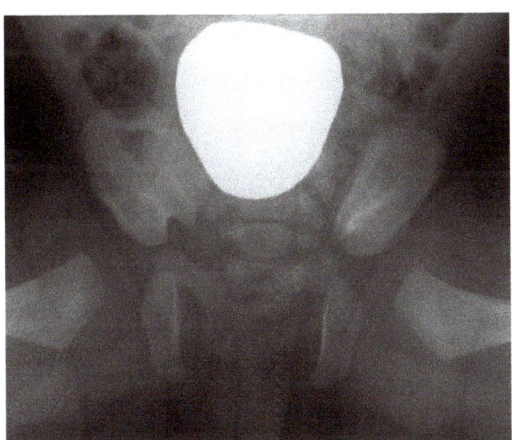

Figuur 34.3

Beschrijving van de beelden
De figuren 34.1 en 34.2 tonen een AP-bekkenfoto met en zonder meetlijnen. Op figuur 34.2 is de lijn van Hilgenreiner te zien en de beide acetabulumlijnen. De hoek rechts bedraagt 33,4° en links 22,7°. Volgens bestaande tabellen past de waarde rechts bij een ernstige dysplasie en valt de hoek links binnen de normale waarde. Op de Lauenstein-opname (figuur 34.3) is te zien dat de heupkopkernen in abductie en exorotatie goed gecentreerd zijn in het acetabulum. De patiënt werd behandeld met een Pavlik-bandage waardoor deze goede positie werd behouden.

Kernpunten

Congenitale heupdysplasie:
- is een afwijking van het acetabulum waarbij het laterale deel van het acetabulum de femurkop(kern) onvoldoende overhuift;
- is een afwijking die goed behandeld kan worden, wat een vroege diagnose belangrijk maakt;
- de techniek van voorkeur is hetzij een echografisch onderzoek, hetzij conventioneel radiologisch onderzoek; de keuze wisselt per ziekenhuis;
- een Lauenstein-opname dient om de reponeerbaarheid van de heupkop in de heupkom te bepalen, en is bij een normale AP-opname voor CHD dus niet nodig.

35 Beeldvormende diagnostiek bij agressieve botprocessen

L.G. Grigoreva

Een 11-jarig meisje heeft sinds enkele weken toenemend pijn in haar linkerarm zonder trauma in de anamnese. De onderarm lijkt wat gezwollen. De huisarts denkt aan een ontsteking of een tumor en laat een conventionele foto van de linker onderarm maken. Naar aanleiding van de afwijkingen op deze opname wordt met spoed een MRI van de onderarm vervaardigd.

De aanvraag

Medische gegevens
Pijnlijke en gezwollen linker onderarm. Op de conventionele opname periostale reacties van de distale ulna.
Aangevraagd onderzoek
MRI van de linker onderarm.
Vraagstelling
Zijn er aanwijzingen voor maligniteit, of toch osteomyelitis?

Bespreking

De aanvraag

Bij deze patiënt was pijn in de arm de hoofdklacht. Gezien de leeftijd van de patiënt en het karakter van de pijn is verder onderzoek noodzakelijk. Omdat pijn een slecht instrument is voor discriminatie van het onderliggende lijden, moet dit altijd geobjectiveerd worden. Toenemende pijnklachten bij kinderen zijn verdacht voor een maligniteit of een ontsteking van het bot, een osteomyelitis. Op een conventionele röntgenfoto kunnen beide processen zichtbaar worden als een ossale laesie waarbij het botweefsel wordt vervangen door tumor- of ontstekingsweefsel. Op de conventionele opname verschijnt een zwarte onregelmatige vlek in het witte bot. Soms is er sprake van een periostreactie waarbij er vorming van nieuw bot door periost wordt gezien.

De conventionele radiologie is de techniek van voorkeur om een eerste indruk te krijgen van eventuele ossale afwijkingen. Omdat de afbraak van bot en de periostale reactie pas worden gezien een à twee weken na het ontstaan van het proces, kan een osteomyelitis niet worden uitgesloten als er geen afwijkingen worden gezien op de conventionele foto die twee dagen na het ontstaan van de klachten wordt gemaakt. MRI is dan de beeldvormende techniek van voorkeur, omdat afwijkingen in het beenmerg hiermee vroeger zichtbaar kunnen worden gemaakt dan met de conventionele techniek. Ook is MRI geschikter voor het afbeelden van de weke delen en het gewricht, die immers ook ontstoken kunnen zijn (zie casus 3 in het deel Techniek). Voor afwijkingen van de weke delen is echografie de methode van voorkeur, maar bij deze patiënt was het ziektebeeld eerder verdacht voor een ossale laesie.

De techniek

Het MR-onderzoek werd uitgevoerd met de patiënt in buikligging, waarbij de arm naast het hoofd naar voren werd gestrekt. Zo kan de arm beter recht liggen en is er geen storing door andere lichaamsdelen. Deze houding is voor de meeste patiënten niet onaangenaam. Gekozen werd voor een onderzoeksprotocol met toediening van contrast om de mate van vascularisatie van de afwijking nader te bepalen. Er werd gescand in vier series: twee in coronale richting met zowel T1- als T2-gewogen sequenties, en twee in transversale richting in een T1-gewogen sequentie voor en na het toedienen van contrast.

Het resultaat

Ofschoon conventionele opnamen geen exacte diagnose mogelijk maken, is het vervaardigen ervan toch van belang omdat zij betrouwbare informatie geven over of er een laesie in het bot aanwezig is en over de groeisnelheid van deze laesie. De vorm van de laesie, de groeisnelheid, de anatomische locatie en de leeftijd en het geslacht van de patiënt geven aanwijzingen voor de diagnose (zie ook casus 36 in het deel Kinderen).

Een maligniteit of een ontsteking tasten het botweefsel aan door destructie van alle structuren. Op de conventionele foto is dit zichtbaar als het verdwijnen van de kalkzouten uit het bot, dat daardoor meer röntgenstraling doorlaat en op de foto dus minder wit wordt. Afhankelijk van zijn groeisnelheid wordt de laesie meestal omschreven als inactief (lage groeisnelheid), actief (gemiddelde groeisnelheid) en agressief (een hoge groeisnelheid). Wordt het bot lokaal door een proces aangetast en zijn de begrenzingen van het proces scherp, dan is de groeisnelheid laag. Is de laesie minder scherp af te grenzen en is het radiologische beeld wat vlekkig, dan spreekt men van een mottig (*moth-eathen*) destructiepatroon, wat wijst of een hogere groeisnelheid. Een permeatief patroon met destructie van alle weefsels en begrenzingen wijst op de hoogste groeisnelheid. Op de MRI is een actief of agressief proces zichtbaar als een signaalverandering van het beenmerg. Het normalerwijze vetrijke beenmerg (wit op T1-gewogen sequenties) wordt vervangen door pathologisch weefsel dat meer vocht en minder vet bevat (wit of wisselend signaal op T2-gewogen sequenties).

Bij actieve of agressieve processen kan het periost worden aangezet tot het produceren van nieuw bot, de eerder genoemde periostale reactie. Periostale reacties wijzen meestal op een hoge groeisnelheid, zeker als de reacties de vorm hebben van spiculae (spaken) die loodrecht op de botas staan en het beeld van een stralende zon (*sunburst*) oproepen. Een viertal periostreacties is afgebeeld in figuur 35.1.

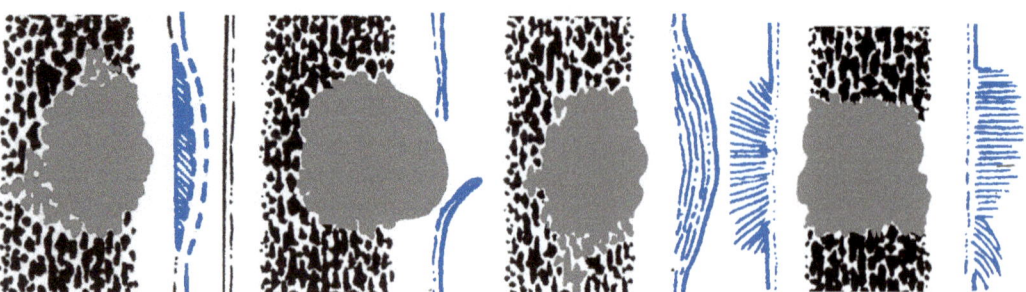

Figuur 35.1

Tabel 35.1 *Agressieve en actieve botprocessen*

Agressief botproces	*Actief botproces*
Groeit snel. Het bot krijgt onvoldoende tijd om met nieuwe botaanmaak te reageren.	Groeit minder snel. Bot krijgt wel de tijd om te reageren op het proces.
De afgrenzing is onduidelijk. Het beeld van het proces is onrustig, beginnend met enkele haarden van wisselende grootte tot een permeatief patroon (overal kleine vlekjes).	De afgrenzing is scherp. Het proces wordt door sclerotische randen omgeven.
Verspreiding naar de cortex met aantasting en doorbraak van het proces buiten het bot.	Geen corticale destructie, wel dunner worden van het corticale bot.
Periostreacties waarbij de periostale nieuwbotvorming haaks op de botas staat (*sunburst*-reactie) of waarbij het periost wordt onderbroken en er driehoekige nieuwbotvorming plaatsvindt (Codman-driehoek). Reactieve wekedelenafwijkingen zoals zwelling en/of verkalkingen die erop duiden dat het proces de anatomische grenzen doorbreekt.	Periostverkalkingen in de zin van verdikking van het corticale bot in zeldzame gevallen, periostale reactie in de vorm van een uienschil: een gelaagd beeld van periostverkalkingen. Geen afwijkingen van de weke delen, mogelijk alleen wat reactief oedeem.
Denk aan maligniteiten zoals het osteosarcoom of Ewing-sarcoom op jonge leeftijd. Denk aan osteomyelitis, maar ook aan een agressieve benigne tumor zoals een reusceltumor.	Een maligniteit en een ontsteking zijn minder waarschijnlijk. Cysteuze tumoren zoals een ABC (zie casus 36 in het deel Kinderen) of soortgelijke afwijkingen zijn waarschijnlijker.

Een klein overzicht van mogelijke verschillen tussen agressieve en actieve botprocessen is in tabel 35.1 als een eerste handreiking weergegeven. Ook wordt verwezen naar casus 36 in het deel Kinderen voor de radiologische verschillen tussen actieve en agressieve botprocessen. Van belang is zich voortdurend te realiseren dat de radiologie niet in staat is een histologische diagnose te geven en dat het dus niet goed mogelijk is te differentiëren tussen osteomyelitis en tumor. Wel is het mogelijk om aan te geven dat het om een agressief proces gaat. Tevens is men in staat om aan de hand van het radiologisch onderzoek een adequate beschrijving te geven over de aard en de locatie van een proces.

De beelden

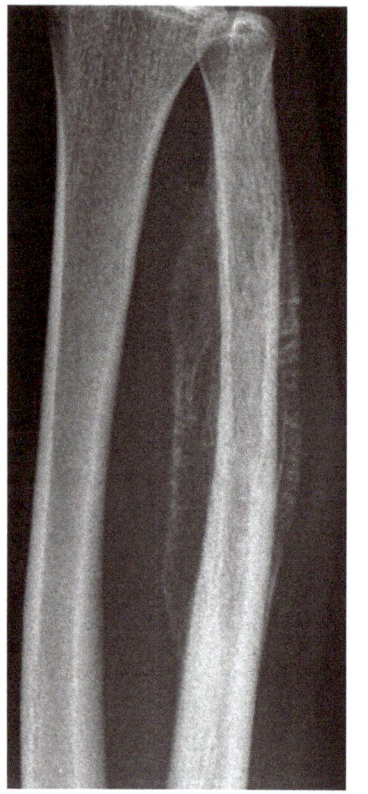

Figuur 35.2

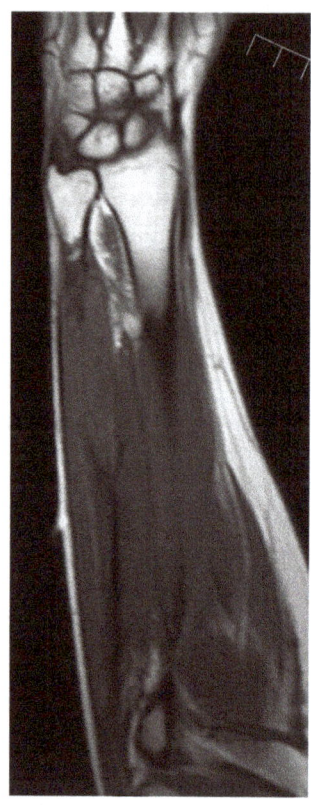

Figuur 35.3

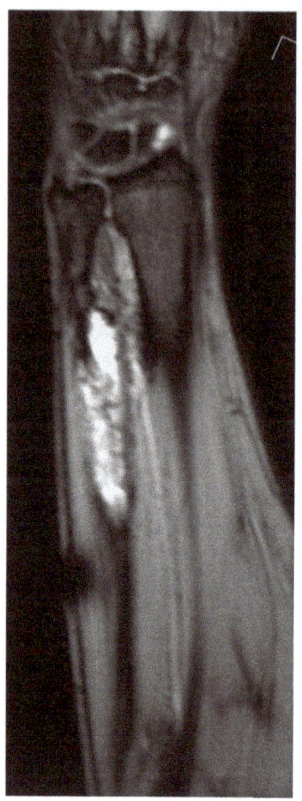

Figuur 35.4

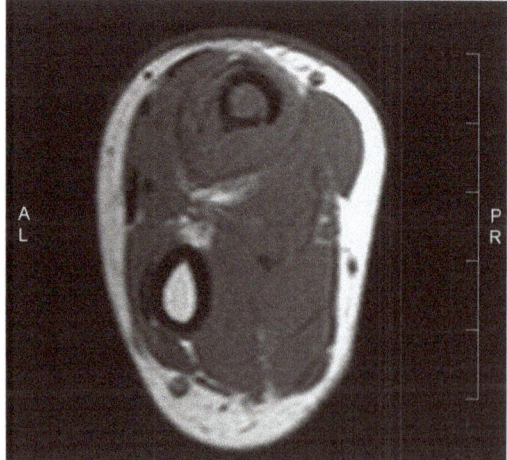

Figuur 35.5

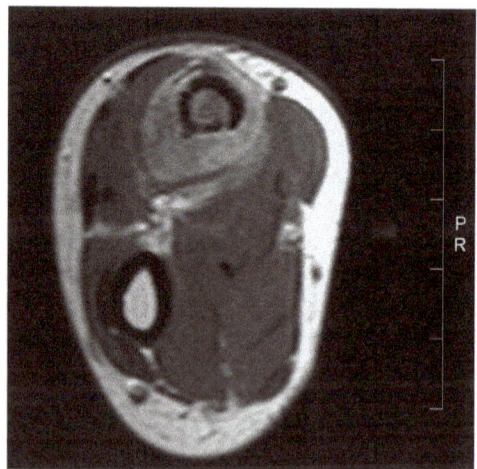

Figuur 35.6

Beschrijving van de beelden

Op de conventionele AP-overzichtsopname is een osteolytische laesie met een mottig patroon zichtbaar in de distale ulna (figuur 35.2). Het proces is omgeven door een periostale *sunburst*-reactie, wat wijst op een agressief proces waarbij een maligniteit waarschijnlijk is gezien de leeftijd, de klinische geschiedenis en de klachten van de patiënt. Gedacht kan worden aan een osteosarcoom, een Ewing-sarcoom of een primitieve neuro-ectodermale tumor (PNET).

Van het aanvullend MRI-onderzoek worden hier vier beelden weergegeven. Op de T1-gewogen coronale opname (figuur 35.3) is er een onregelmatig signaal zichtbaar in de metafyse van de distale ulna rechts. Het signaal bestaat uit een verlaagd signaal van het beenmerg en de aangrenzende weke delen, zichtbaar als een grijszwart signaal naast de corticalis. Op de T2-gewogen sequentie (figuur 35.4) is het proces zowel in de weke delen als in het corticale bot zichtbaar als een massa van verhoogde signalen, wat wijst op een hogere vochtcomponent. Op de transversale opname is na toediening van contrast (figuur 35.6) een duidelijke aankleuring zichtbaar vergeleken met de opname zonder contrast (figuur 35.5). De aankleuring is zichtbaar zowel in de weke delen als in het beenmerg, wat wijst op weefsel met een verhoogde doorbloeding. Radiologisch is dit beeld niet verdacht voor een ontsteking, maar eerder voor een maligniteit. Na biopsie werd histologisch het beeld van een Ewing-sarcoom gezien.

Kernpunten

Bij een botproces met hoge groeisnelheid (agressief):
- is een normale conventionele röntgenfoto zinvol om de locatie en uitbreiding van de laesie vast te stellen en om een eerste indruk te krijgen van de groeisnelheid van de laesie;
- wordt de laesie naar zijn groeisnelheid omschreven als een inactieve, actieve of agressieve laesie;
- is bij een actief of agressief proces MRI altijd de volgende techniek van beeldvorming;
- is het gebruik van contrast bij de MRI zinvol om een indruk te krijgen van de vascularisatie van de laesie.

36 Beeldvormende diagnostiek bij actieve botprocessen

M. Smorenburg

Een 9-jarige jongen heeft soms wat pijn in zijn linker bovenarm. Zijn moeder vindt dat zijn linker bovenarm dikker en ook wat krommer is dan zijn rechter bovenarm. Bij lichamelijk onderzoek worden geen afwijkingen gevonden behoudens een wat drukpijnlijke proximale humerus links. Er wordt een conventionele overzichtsfoto van de linker bovenarm aangevraagd.

De aanvraag

Medische gegevens
Jongen, 9 jaar, heeft een drukpijnlijke proximale humerus links zonder functiebeperkingen.
Aangevraagd onderzoek
Conventionele overzichtsfoto van de linker humerus.
Vraagstelling
Zijn er lokale afwijkingen?

Bespreking

De aanvraag

De geringe klachten bij deze jonge patiënt doen niet vermoeden dat er een pathologisch proces van enige omvang zou kunnen spelen. Wel is het zo, dat het symptoom pijn bij kinderen altijd zwaar weegt en niet makkelijk afgedaan mag worden zonder enige consequenties. Een conventionele overzichtsfoto is een goede keuze omdat deze snel een overzicht geeft van afwijkingen van het bot. Het is tevens een goede methode om eventueel vervolgonderzoek te bepalen. Zijn er geen ossale afwijkingen, dan kan men besluiten tot het doen van een aanvullend echografisch onderzoek van de weke delen. Is er wel een botafwijking zichtbaar, dan is de conventionele foto zeer geschikt om een indicatie krijgen van de groeisnelheid van de laesie. Criteria als destructiepatroon, de kwaliteit van het corticale bot en de aanwezigheid en vorm van periostale botvorming kunnen een indicatie geven van de soort van de laesie (zie casus 35 in het deel Kinderen). Een congenitale afwijking zal geen of een lage groeisnelheid laten zien. Bij een goedaardige afwijking zal de groeisnelheid van de laesie eerder laag zijn, een kwaadaardige afwijking zal meer geneigd zijn tot een hoge groeisnelheid. Op basis van een conventionele overzichtsfoto is het zo mogelijk, rekening houdend met de lokalisatie in het bot en de leeftijd van de patiënt, een goede waarschijnlijkheidsdiagnose op te stellen.

De techniek

De techniek van het conventionele radiologisch onderzoek wordt beschreven in casus 1 in het deel Techniek. Voor de techniek van het MRI-onderzoek verwijzen we naar casus 35 in het deel Kinderen.

Het resultaat

De conventionele opname van deze patiënt laat een opheldering zien in de proximale humerus links die uit meerdere kamers bestaat. Dit betekent dat er sprake is van een cyste die uit afdelingen bestaat die door septa van elkaar zijn gescheiden. Ook is te zien dat het bot wat opgeblazen lijkt en een ballonvorm heeft, wat weer wijst op intramedullaire druk die de cortex naar buiten drukt en als het ware uitrekt en dus dunner maakt. Radiologisch past dit beeld bij een aneurysmatische botcyste, ook wel een ABC genoemd.

Een ABC wordt gerekend tot de actieve goedaardige botlaesies. Ongeveer 70-80% van de aangedane patiënten met een ABC heeft een leeftijd tussen de 5 en 20 jaar; de ABC komt vooral voor bij mensen jonger dan 10 jaar, bij mannen evenveel als bij vrouwen. Aneurysmatische bottumoren kunnen door het hele skelet gevonden worden. Ongeveer 50% zit in de lange pijpbeenderen van de extremiteiten. De meest voorkomende plaatsen zijn het femur, de tibia en de humerus. De tumor bestaat uit holten die met epitheliale cellen zijn bekleed en die gevuld zijn met bloed.

De ABC op een conventionele botfoto laat een expansieve, radiolucente (zwarte) laesie zien die scherp begrensd is met smalle sclerotische (witte) randen. Scherpe begrenzingen met sclerose wijzen er vaak op dat een laesie minder agressief is, waardoor het bot de tijd krijgt om te reageren op de laesie. Er zijn geen periostale botvormingen zichtbaar (zie casus 35 in het deel Kinderen) en ook dit past bij een laesie die niet al te snel groeit. Kenmerkend voor de ABC is dat de cyste meestal uit meerdere kamers bestaat, excentrisch gelegen is en een expansie van het bot laat zien (*ballooning*). Door deze expansie wordt het corticale bot papierdun, waardoor er een verhoogde kans is op een pathologische fractuur. Het aantal kamers in de ABC is wisselend en ook de septa kunnen een wisselende dikte vertonen. Een ABC kan een primaire laesie zijn, de zuivere AB cyste, of secundair als complicatie van een onderliggende primaire tumor zoals een chondroblastoom, een reuseltumor, fibreuze dysplasie of een osteosarcoom.

In ongeveer 35% van de gevallen treedt een ABC op als gevolg van een andere primaire tumor. Om deze andere tumor als oorzaak van een ABC uit te sluiten, is aanvullend MRI-onderzoek nodig. Bij de patiënt uit deze casus was er op het MR-beeld geen sprake van een onderliggende tumor en werd de diagnose van een zuivere ABC door het MRI-onderzoek bevestigd.

De beelden

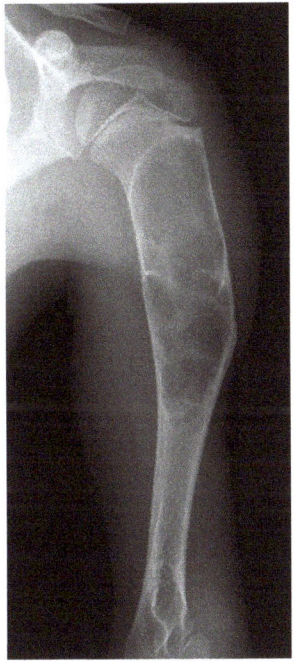

Figuur 36.1

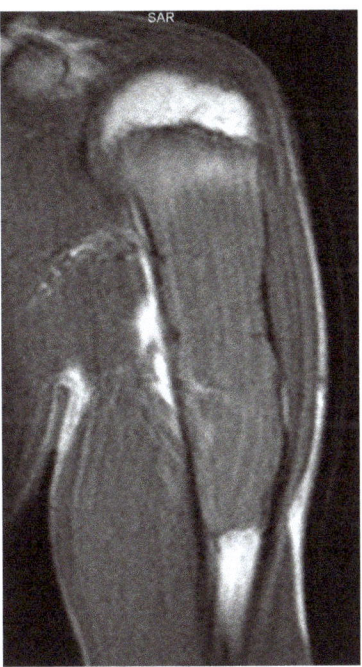

Figuur 36.2

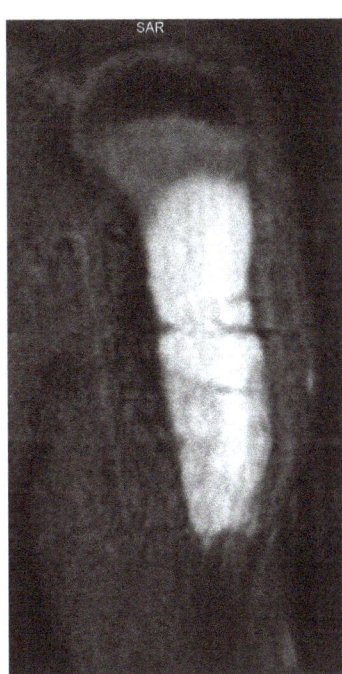

Figuur 36.3

Beschrijving van de beelden

Op de conventionele AP-opname van de proximale humerus is een groot osteolytisch proces zichtbaar dat naar lateraal uitbocht en uit meerdere kamers bestaat (figuur 36.1). Er is geen periostale botvorming zichtbaar; wel is er sprake van expansie (*ballooning*). Er zijn geen fracturen of fissuren zichtbaar. Het corticale bot is langs de gehele cyste dunner dan elders in de humerus. De begrenzing is scherp en de cyste is met een dunne sclerotische rand omgeven. De grootste lengte bedraagt 9 cm en de grootste breedte 4 cm.

De figuren 36.2 en 36.3 tonen twee beelden uit het MRI-onderzoek van de linker humerus. Er zijn veel bewegingsartefacten omdat deze jonge patiënt niet goed kon stilliggen. De laesie is scherp begrensd met een lage signaalintensiteit op de T1-opname (figuur 36.2) en een verhoogde signaalintensiteit op de T2-opname (figuur 36.3). Het beeld past bij een met vocht gevulde intramedullaire holte. De informatie uit beide beeldtechnieken past het beste bij de diagnose aneurysmatische botcyste.

Kernpunten

Bottumoren:
- bij onbegrepen pijnklachten in de extremiteit bij kinderen is een conventionele röntgenfoto de methode van voorkeur om ossale pathologie uit te sluiten of aan te tonen;
- op een conventionele foto kan vaak een indruk worden gekregen over de groeisnelheid van een laesie;
- de conventionele foto is behulpzaam bij het bepalen van eventueel vervolgonderzoek;
- MRI is zinvol om onderliggende tumoren uit te sluiten of aan te tonen in het geval van een ABC.

37 Beeldvormende diagnostiek bij een greenstickfractuur

A. Dirks

> Een jongen van 6 jaar is vier dagen geleden van een tafel gevallen en op zijn rechterarm terechtgekomen. Nu bezoekt hij de spoedeisende hulp met aanhoudende pijn in zijn rechterpols. De pijn is draaglijk maar gaat niet over. Bij lichamelijk onderzoek wordt er asdrukpijn van de distale radius gevonden maar zónder bewegingsbeperking.

De aanvraag

Medische gegevens
Jongen, 6 jaar, vier dagen geleden gevallen. Blijft pijn houden. Er is asdrukpijn zonder functieverlies.
Aangevraagd onderzoek
Röntgenfoto van de rechterpols.
Vraagstelling
Is er sprake van een fractuur?

Bespreking

De aanvraag

Pijn bij kinderen is over het algemeen een signaal dat niet verwaarloosd mag worden. Zeker als de pijn langer dan enkele dagen blijft aanhouden en het kind het ledemaat niet wil gebruiken. Vaak is dit een signaal dat er een oorzaak is die verder gaat dan een kneuzing of oppervlakkig letsel en waarbij een fractuur moet worden uitgesloten.

De techniek

Voor het krijgen van een compleet beeld van de betrokken botstructuren word er altijd zowel een AP- als een zijdelingse opname gemaakt. De patiënt zit op een kruk naast de röntgentafel en legt de pols of onderarm op de cassette. Let erop dat bij kinderen een aantal structuren nog niet geheel ontwikkeld zijn. De ophelderingslijnen in de distale radius en ulna en in de basis van MC1 zijn de groeischijven en geen fracturen!

Het resultaat

Het skelet van de kinderen is erg elastisch. Dit komt enerzijds door de minerale samenstelling van het bot, maar met name ook door de dikte van het elastische botvlies (periost) dat het corticale bot omgeeft. Het botvlies zorgt voor de breedtegroei van de pijpbeenderen, een proces dat bij kinderen in volle gang is. Als een kind een pijpbot breekt zal dit dus anders zijn dan bij volwassenen, die immers een dun periost hebben. Het elastische bot in zijn koker van periost zorgt bij een trauma voor een goede opvang van de krachten. Het bot breekt wel, maar niet volledig. Het beste is deze onvolledige fractuur te vergelijken met het breken van een wilgentwijg in de lente: het is door de sterke en elastische bast bijna niet mogelijk om de twijg wilgenkatjes af te breken. Vandaar de naam greenstick- of twijgfractuur.

Bij de twijgfractuur kan het bot aan beide kanten door zijn, zodat de corticale botstructuren zowel voor als achter onderbroken zijn, maar de fractuur kan ook beperkt zijn gebleven tot de voor- of achterzijde van het pijpbeen. In dat laatste geval spreekt men van een torusfractuur of instuikingsfractuur. Doordat de greenstickfracturen over het algemeen weinig dislocatie vertonen en omdat het kinderbot een hoge genezingspotentie heeft, is immobilisatie meestal voldoende. Bij kinderen kunnen ook volledige fracturen voorkomen, maar dan is het trauma meestal veel ernstiger en zijn de standafwijkingen veel groter.

De beelden

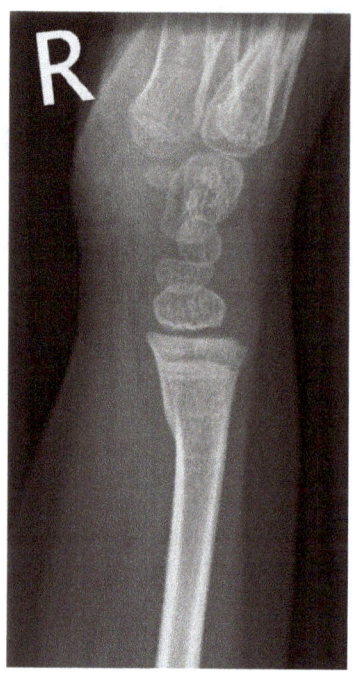

Figuur 37.2

contouronderbreking te zien, terwijl de mediale corticalis intact is. Op de zijdelingse opname (figuur 37.2) is deze afwijking als een indeuking in de ventrale botcontour van de distale radius te zien. Noch aan de distale ulna noch aan de carpale botstukken zijn afwijkingen zichtbaar. Radiologisch past dit beeld bij een torusfractuur. Er is geen standafwijking van betekenis.

Kernpunten

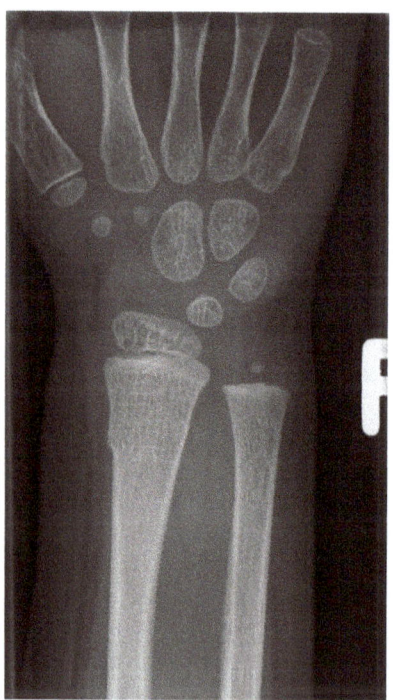

Figuur 37.1

Beschrijving van de beelden

Rechterpols AP (figuur 37.1) en lateraal (figuur 37.2). Op de AP-foto (figuur 37.1) is aan de laterale zijde (de duimzijde) van de distale radius een

Fracturen bij kinderen:
- gedragen zich anders dan fracturen bij volwassenen;
- hebben niet alleen een groter maar ook een sneller herstelvermogen;
- Greenstickfracturen, waaronder torusfracturen, zijn onvolledige fracturen;
- ook bij kinderen kunnen volledige fracturen optreden;
- moeten niet verward worden met de normale groeischijven.

# Deel 7 Diversen

38 Beeldvormende diagnostiek bij een polsfractuur

J. Ploegmakers

Een vrouw van 70 jaar is gestruikeld en voorover gevallen. Ze heeft de val met de palmaire zijde van de hand opgevangen. Zij hoorde een krakend geluid en haar linkerpols is pijnlijk. Er is een standafwijking naar dorsaal met lokale drukpijn en dubieus asdrukpijn.

De aanvraag

Medische gegevens
Vrouw, 70 jaar, is voorover gevallen, opgevangen met de linkerhand. Standafwijkingen en functio laesa.
Aangevraagd onderzoek
Röntgenfoto van de linkerpols, AP en lateraal.
Vraagstelling
Is er een polsfractuur?

Bespreking

De aanvraag

De polsfractuur is een vaak voorkomende fractuur bij oudere mensen. Enerzijds komt dit omdat ouderen minder goed ter been zijn en zich minder snel kunnen corrigeren, anderzijds omdat met name oudere vrouwen een verhoogde kans op osteoporose hebben waardoor de fractuurkans toeneemt. De pijn bij deze afwijking maakt een nauwkeurig onderzoek vaak niet mogelijk of wenselijk. Een conventionele röntgenfoto geeft direct en adequaat antwoord op de vraag of er een fractuur is en waar deze precies gelokaliseerd is. De vragen die beantwoord kunnen worden met een foto hebben betrekking op de exacte plaats van de fractuur, de mate en vorm van dislocatie (hoekstand en/of verplaatsing) en de vorm van de fractuur (gefragmenteerde-communitieve fractuur, schuine schachtfractuur, intra-articulaire fractuur enz.). Dit betekent dus dat men uitgaand van een foto een inschatting kan maken van het te voeren therapeutisch beleid.

De techniek

De conventionele röntgenfoto is de methode van voorkeur bij de vraagstelling aantonen of uitsluiten van fracturen. Voor de achtergronden van de techniek zie casus 1 in het deel Techniek.

Het resultaat

De foto toont een distale radiusfractuur met dorsale hoekstand. Dit past bij de bekendste fractuur in dit gebied, die ook wel de Colles-fractuur wordt genoemd. Een Colles-fractuur heeft als kenmerk een hoekstand (*tilt*) naar dorsaal. De normale 'palmaire tilt' behoort 13°-20° te zijn. Het intra-articulaire verloop van de fractuur met verbreding van het gewrichtsvlak van de distale radius betekent in ieder geval dat er ook kraakbeenschade moet zijn. Hoe groot deze schade is, kan men op deze foto relatief inschatten door de verandering van het gewrichtsvlak te meten. Bij een intra-articulaire fractuur met een trapje van meer dan 2 mm is er op termijn een sterk verhoogde kans op artrose van de pols.

De distale ulna bevindt zich bij deze patiënt onder het niveau van de distale radius; dit is normaal. Het distale radio-ulnaire (DRU-)gewricht van deze patiënt is niet verbreed en dat betekent dat de kans op het bestaan van ligamentaire schade zeer klein is. Een afgebroken processus styloideus ulnae of een verbreed DRU-gewricht kan naast ligamentaire schade ook wijzen op beschadiging van het triangulaire fibrocartilagineuze complex (TFC), kraakbeen dat distaal ligt van de ulna en vergelijkbaar is met de meniscus in de knie. Wordt het kraakbeencomplex beschadigd, dan neemt de kans op artrose en bewegingsbeperking in de loop van de tijd toe.

Bij het reponeren van een fractuur wil men de normale anatomische stand zo veel mogelijk benaderen, aangezien dit de kans op functionele beperkingen of artrose vermindert. Bij communitieve fracturen is dit vaak moeilijk. De fractuurfragmenten zitten los en hebben weinig onderlinge verbindingen. Bij polsfracturen is het daarom wenselijk controleröntgenfoto's te maken om te zien of de stand gewijzigd is.

De beelden

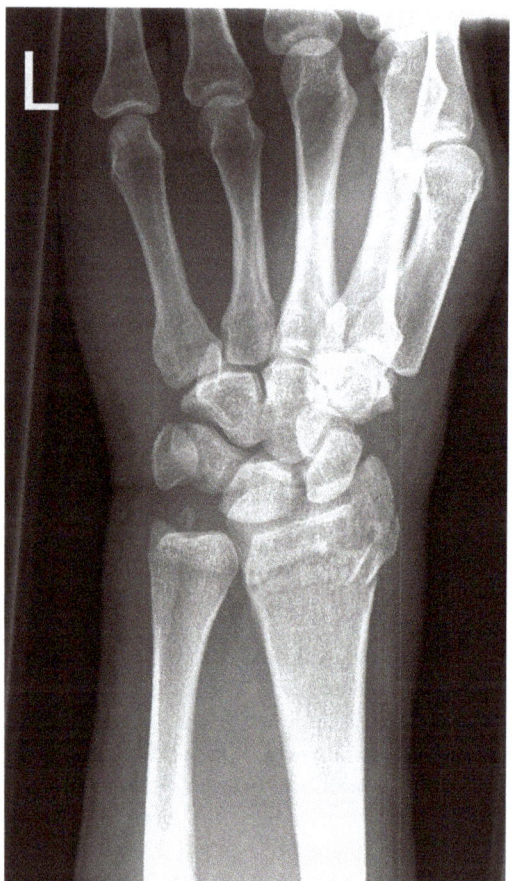

Figuur 38.1

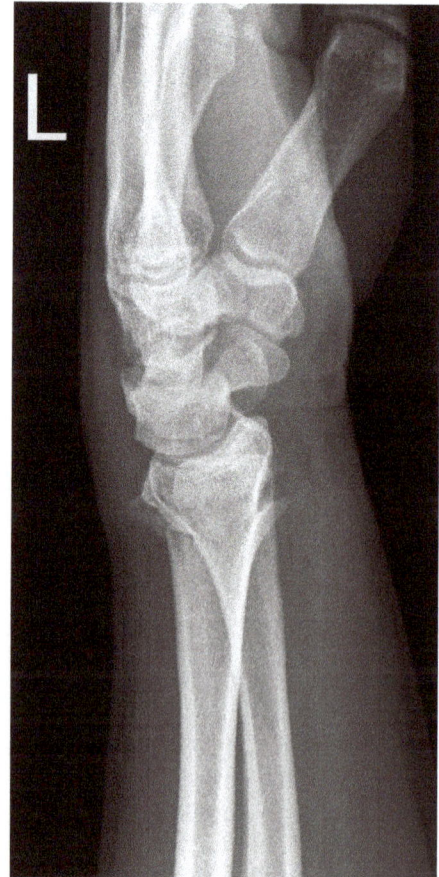

Figuur 38.2

Beschrijving van de beelden

De AP-foto laat normalerwijze de gehele onderste rij van de carpale botstukken zonder overprojectie zien en op de laterale opname zijn de carpale botstukken over elkaar geprojecteerd (figuren 38.1 en 38.2). Bij deze patiënt is de proximale carpale gewrichtsspleet niet vrij geprojecteerd en op de zijdelingse opname is te zien dat dit veroorzaakt wordt doordat de palmaire zijde van de radius hoger staat dan de dorsale zijde. De carpale botstukjes staan nog op rij, maar zijn naar dorsaal weggezakt. Hierdoor is het lunatum ten opzichte van het capitatum naar voren gekanteld. Deze kanteling wordt veroorzaakt door de distale communitieve radiusfractuur die de carpale hoek heeft veranderd. Normaal vormt de oppervlakte van de distale radius een gewricht dat naar palmair is gericht onder een hoek van ongeveer 20°. Bij deze patiënt is dit vlak naar dorsaal gekanteld onder een hoek van ongeveer 25° ten opzichte van de lengteas van de radius. Dit betekent bij deze casus dus een hoekafwijking van ongeveer 20° + 25° = 45° in totaal.

Op beide foto's is goed te zien dat de fractuurlijn doorloopt tot in het gewricht. Het gewrichtsoppervlak van de distale radius is met enkele millimeters verbreed. Verder laat de foto naast wat zwartere lijnen ook wittere lijnen zien. Dit beeld wordt veroorzaakt doordat sommige botfragmenten naast elkaar en andere weer deels over en in elkaar (impactie) staan.

Bij het verder bestuderen van de foto's is ook nog een fractuurlijn (onderbreking van de continuïteit van het bot) te zien in de processus styloideus ulnae. Radiologisch is er derhalve sprake van een distale fractura antebrachii, bestaande uit een communitieve distale radiusfractuur met intra-articulair verloop en dorsale hoekstand naast een fractuur door de processus styloideus ulnae. De onderlinge positie van de carpale botstukken en van het DRU-gewricht is normaal op deze foto.

Kernpunten

Bij een Colles-fractuur:
- is conventionele radiologie de methode van voorkeur voor het aantonen of uitsluiten van fracturen;
- is na repositie een herhaling van de foto zinvol om te controleren of en in hoeverre een normale anatomische stand is bereikt.

39 Beeldvormende diagnostiek bij een collumfractuur

J. Ploegmakers

Een dame van 79 jaar oud glijdt binnenshuis uit over een kleedje en valt zijdelings op haar heup. Op de Spoedeisende hulp heeft zij pijn in de rechterlies en -bil, uitstralend naar het bovenbeen, en kan zij niet lopen of op het been steunen. Bij onderzoek is het been geëxoroteerd en verkort. Er is lokale drukpijn en asdrukpijn. Bij verder onderzoek worden geen afwijkingen gevonden, maar de flexie, extensie, abductie en adductie alsmede exorotatie en endorotatie zijn niet adequaat te testen als gevolg van de pijn.

De aanvraag

Medische gegevens
Vrouw, 79 jaar. Val op rechterheup, veel pijn, verkorting van het rechterbeen en exorotatiestand.
Aangevraagd onderzoek
Röntgenfoto van bekken en rechterheup.
Vraagstelling
Collumfractuur?

Bespreking

De aanvraag

De casuspresentatie doet ons vermoeden dat er sprake kan zijn van een fractuur van het collum. Het collum (de femurhals) is de botstructuur van het femur vanaf het gewrichtskapsel van de femurkop met het acetabulum tot de regio tussen de trochanter major en de trochanter minor (de intertrochantere zone). Een fractuur van dit deel komt frequent voor bij patiënten ouder dan 60 jaar door een afname van het aantal bottrabekels en het calciumgehalte in het spongieuze bot, waardoor aan direct inwerkende krachten minder weerstand kan worden geboden. Dit proces begint rond het veertigste levensjaar door veranderingen in de hormonale balans. Deze fractuur wordt dan ook driemaal vaker bij postmenopauzale vrouwen gezien (drastische oestrogeendaling). Bovendien kunnen door het afnemen van de activiteit en de belasting van het skelet – immers, de spiermassa neemt met het stijgen van de leeftijd af – inwerkende krachten minder adequaat worden opgevangen. Bij verdenking op een fractuur is conventioneel radiologisch onderzoek de methode van voorkeur.

De techniek

Er wordt een bekkenfoto aangevraagd omdat op deze manier de ossale structuren van de rechterheup vergeleken kunnen worden met die aan de contralaterale zijde. Een collumfractuur is een fractuur van het femur en niet van het bekken. Anders dan bij verdenking op een bekkenfractuur, waar CT vaak een noodzakelijk vervolgonderzoek is, is bij een collumfractuur vervolgonderzoek, bijvoorbeeld met CT, slechts zeer zelden geïndiceerd. Met behulp van de foto is het mogelijk het type fractuur te bepalen, wat direct consequenties heeft voor de in te stellen therapie. Omdat bij een zuiver zijdelingse opname de beide heupkoppen over elkaar worden geprojecteerd, kan men als tweede richting kiezen voor hetzij een driekwart hetzij een axiale opname. De axiale opname, waarbij het collum in zijn volle lengte afgebeeld kan worden, is de tweede richting van voorkeur bij dit type fracturen. De opname wordt gemaakt door de centrale röntgenstraal te richten loodrecht op het collum. Dat betekent dus dat de fotocassette tegen de buitenzijde van de betrokken heup staat en dat het contralaterale been wordt opgetild om zo de weg voor de röntgenstralen op het collum vrij te maken. Nadeel van deze opname is wel dat de aangrenzende botstructuren enigszins vertekend worden weergegeven.

Het resultaat

Om de ernst van collumfracturen in te schatten en daarbij inzicht te krijgen in de problematiek zijn er classificaties ontwikkeld. Deze classificaties (de Garden- en de Pauwels-indeling) dienen enerzijds om de behandeling te bepalen door dislocatie en stabiliteit te beschijven, anderzijds om een goede beschrijving te geven van het soort en de vorm van de fractuur (de AO-classificatie). Met name de stabiliteit is vooraf moeilijk te bepalen. In de praktijk zal men van alle classificaties gebruikmaken om de fractuur te beschrijven en in te plannen voor behandeling.

Afhankelijk van operateur en kliniek kan gekozen worden voor verschillende behandelingen (conservatief, osteosynthese of prothese). Een operatieve ingreep dient, bij voorkeur, binnen drie dagen na het trauma te gebeuren om de kans op heupkopnecrose te beperken. Bij onze patiënt is gekozen voor operatieve fixatie met twee trekschroeven.

Na de operatie zullen er nog enkele vervolgopnames gemaakt worden om te kijken of de fractuurgenezing voorspoedig plaatsvindt. Na de genezingsperiode wordt de fractuur in principe niet meer vervolgd, tenzij op basis van klachten van de patiënt of veranderingen van het klinische beeld.

39 BEELDVORMENDE DIAGNOSTIEK BIJ EEN COLLUMFRACTUUR

De beelden

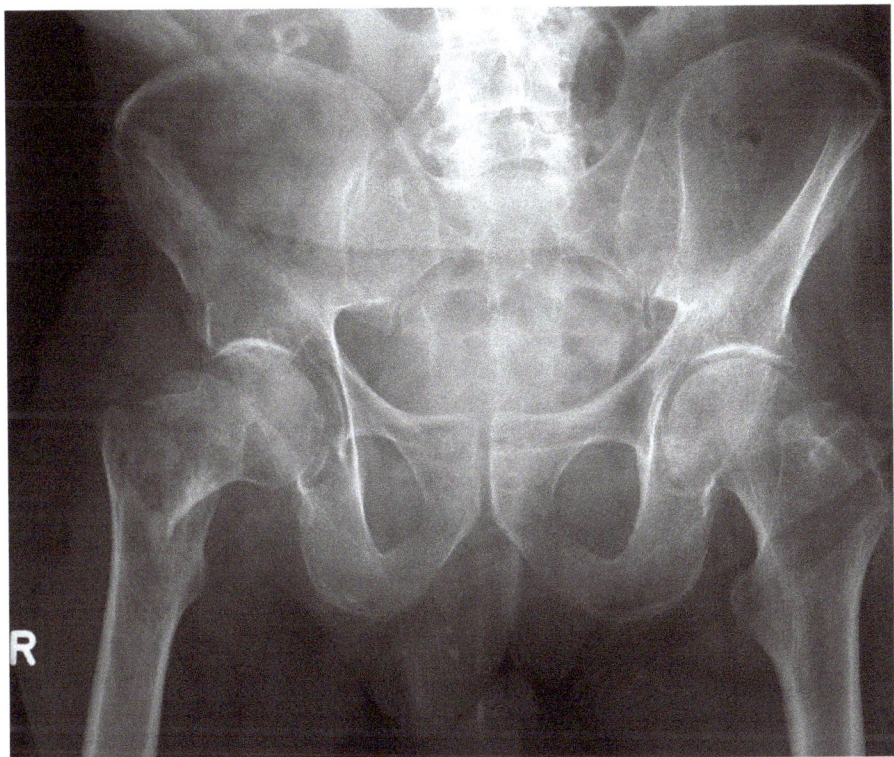

Figuur 39.1

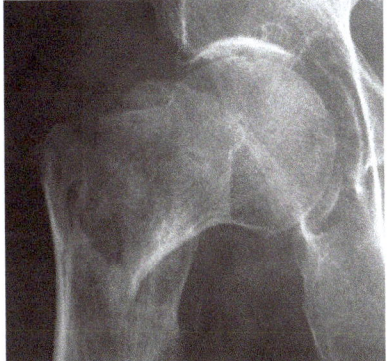

Figuur 39.2

Beschrijving van de beelden

Bij de patiënt van deze casus laat de bekkenfoto (figuur 39.1) een fractuur zien van het rechter collum. Het rechterbeen is licht verkort, wat te zien is door het verschil in de stand van de trochanter major ten opzichte van de femurkop. Op de detailopname van deze foto (figuur 39.2) is te zien dat het laterale deel van het collum in de proximale femurschacht is geschoven; dit heet inclavatie. De fractuur bestaat uit meerdere fragmenten. Op deze foto worden verder geen andere fracturen gezien.

Kernpunten

Bij een collumfractuur:
- is conventionele radiologie de methode van voorkeur bij het aantonen of uitsluiten van fracturen;
- is de tweede loodrechte richting (de axiale opname) een moeilijke maar zinvolle insteltechniek;
- is het risico op een fractuur groter na het zestigste levensjaar en bij vrouwen vanwege osteoporose.

40 Beeldvormende diagnostiek bij een zwelling in de mamma

A. van de Logt

Een 22-jarige vrouw voelt sinds een maand een knobbel lateraal in de rechterborst. De huisarts vindt bij palpatie een mobiele zwelling op negen uur rechts. Patiënt is erg ongerust en de huisarts besluit verdere diagnostiek te verrichten. In de familie komt geen borstkanker voor.

De aanvraag

Medische gegevens
Vrouw, 22 jaar, palpabele, mobiele zwelling in de rechterborst.
Aangevraagd onderzoek
Mammografie.
Vraagstelling
Goedaardige afwijking? Cyste?

Bespreking

De aanvraag

Wanneer bij jonge vrouwen (vrouwen onder de 30 jaar) een knobbel in de borst wordt gevoeld die niet verandert van grootte tijdens de maandelijkse cyclus, is dit meestal een goedaardige afwijking in de vorm van een cyste of een fibroadenoom. Neemt de grootte van de knobbel daarentegen toe of af met de cyclus, dan is er waarschijnlijk sprake van klierweefsel en niet van een tumor. De kans dat bij een jonge vrouw de diagnose borstkanker wordt gesteld is klein, maar niet geheel afwezig. Bij vrouwen met borstkanker op jeugdige leeftijd kan er veelal sprake zijn van een belaste familieanamnese en wegens het verhoogde risico voor de patiënt is periodiek vervolgonderzoek met eventueel genetisch onderzoek op zijn plaats.

De techniek

Bij jonge vrouwen bevat de borst veel klierweefsel. Klierweefsel en tumorweefsel zijn op de röntgenfoto zichtbaar als witte en vlekkige structuren. Hierdoor is de afwijking, die ook wit is, soms moeilijk of in het geheel niet zichtbaar. Op de röntgenfoto is ook de cyste – een met vocht gevulde holte in het klierweefsel – te zien als een witte vlek en dus niet goed van de omgeving af te grenzen. De röntgenfoto is derhalve niet de meest geschikte techniek om bij jonge vrouwen goed te differentiëren tussen borstweefsel, een adenoom of een cyste. Met echografisch onderzoek is een cyste goed te onderscheiden van een solide laesie. Een cyste is echovrij (geheel zwart) en een fibroadenoom is echoarm (zwart met inwendige echo's). Echografie is daarom bij deze categorie patiënten de techniek van eerste keuze. Als er een cyste gezien wordt ter plaatse van de palpabele afwijking en er bevindt zich geen solide component in de vochtholte, dan is dit voldoende voor de diagnose en hoeft verder geen onderzoek te worden verricht. Een andere uitkomst van het echo-onderzoek kan zijn dat de palpabele afwijking een solide tumor betreft. Dan wordt altijd eerst een naaldbiopsie gedaan om de juiste diagnose te stellen. Bij jonge vrouwen met een belaste familieanamnese of met genetisch bepaald verhoogd risico is MRI een goede mogelijkheid om periodiek vervolgonderzoek te doen. Deze techniek wordt hier echter niet besproken.

Het resultaat

Het fibroadenoom is de meest voorkomende solide laesie in de borst bij premenopauzale vrouwen. De prevalentie onder alle vrouwen is ongeveer 25%. Na de menopauze wordt vaak een involutie gezien van de laesie. De meeste fibroadenomen meten 1-3 cm ten tijde van de diagnose. Meestal gaat het om een solitaire afwijking, hoewel in ongeveer 15% van de gevallen meerdere fibroadenomen worden gevonden. Het fibroadenoom is benigne, maar in 1‰ zijn er maligne kenmerken. Bij zowel mammografie als echografie vertoont het fibroadenoom vaak een kenmerkend beeld. De vorm is rond of ovaal met een duidelijke, scherpe afgrenzing van de laesie ten opzichte van het omringend mammaweefsel. Met het echografische onderzoek is echter geen zekerheid over de aard van een solide laesie te krijgen. In de differentiaaldiagnose van een solide palpabele massa bij een jonge vrouw staan behalve fibroadenoom in elk geval de phylloidestumor (die vaak groter is dan 3 cm) en, hoewel zeldzaam, het invasief ductaal carcinoom.

De beelden

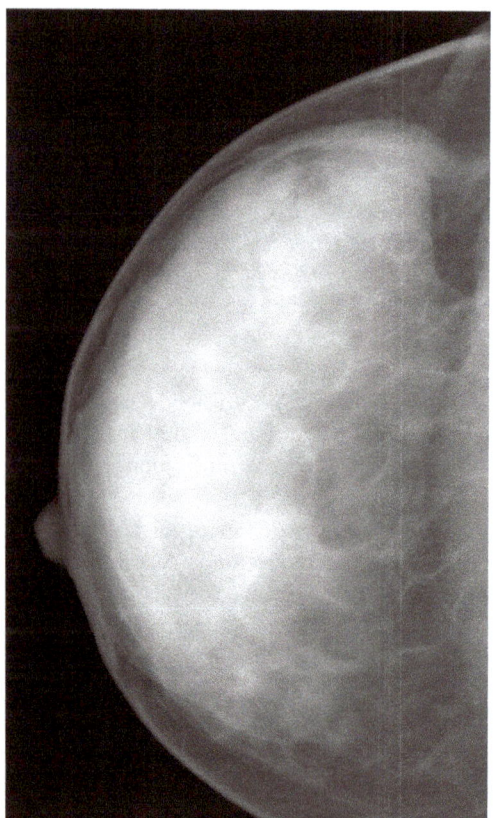

Figuur 40.1

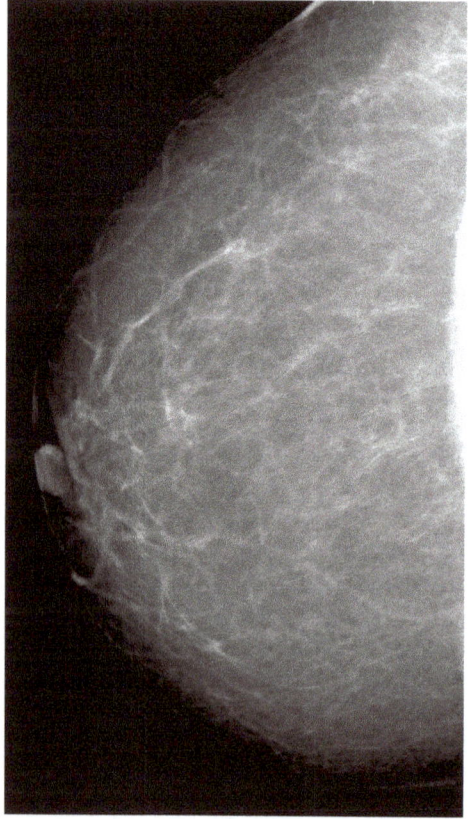

Figuur 40.2

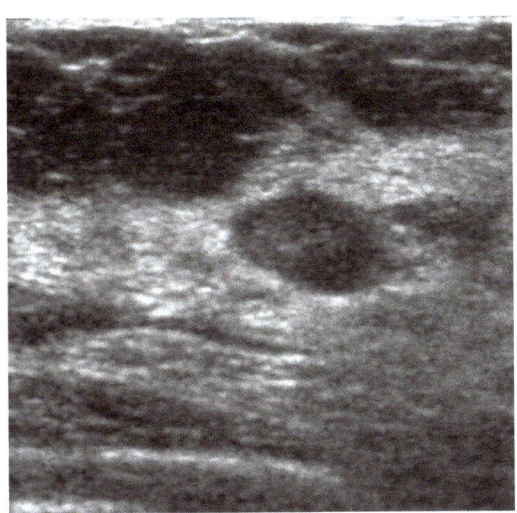

Figuur 40.3

Beschrijving van de beelden

Figuur 40.1 toont een normale mammografie bij een jonge patiënt vergelijkbaar met de patiënt uit deze casus. Figuur 40.2 toont een normale mammografie van een oudere patiënt ter vergelijking. Het verschil in dichtheid door aanwezigheid van klierweefsel is duidelijk zichtbaar. Kleine witte vlekken, verdacht voor een ruimte-innemend proces, zijn in figuur 40.1 bijna niet van het klierweefsel te onderscheiden.

Figuur 40.3 toont een echografisch beeld van het borstweefsel van de patiënt uit deze casus. Op 9 uur is een egale echoarme en goed afgrensbare laesie zichtbaar. Het beeld samen met de klinische gegevens past het beste bij een fibroadenoom. Na een echogeleide biopsie toonde histologisch onderzoek aan dat het inderdaad ging om een fibroadenoom zonder maligne kenmerken.

Kernpunten

Bij beeldvormend onderzoek van de mamma:
- is mammografie de eerste keuze;
- is echografisch onderzoek de methode van voorkeur bij patiënten jonger dan 30 jaar met een palpabele zwelling;
- is een mammacarcinoom bij patiënten jonger dan 50 jaar altijd verdacht voor een overerfbare aandoening;
- kan MRI als screeningstechniek overwogen worden bij patiënten met overerfbare aandoeningen.

41 Een MRI-onderzoek van de uterus

M. Snoeren

Bij een 40-jarige vrouw, bekend met myomen, wordt een MRI gemaakt om de uitgangspositie voor eventuele therapie te bepalen.

De aanvraag

Medische gegevens
Vrouw, 40 jaar, bekend met uterusmyomen (echografisch vastgesteld).
Aangevraagd onderzoek
MRI van de onderbuik.
Vraagstelling
Inventarisatie ten behoeve van een therapieplan.

Bespreking

De aanvraag

Het leiomyoom is de meest voorkomende tumor van de uterus bij premenopauzale vrouwen. Het is een goedaardige tumor die uitgaat van het spierweefsel van de uterus. In het Engelse taalgebied spreekt men bij dit soort tumoren over *uterine fibroids*. Ze bestaan uit gladde spiercellen en zijn goed afgrensbaar door een pseudo-kapsel. Het meest voorkomende symptoom is heftigere en onregelmatige menstruatie, hoewel veel vrouwen geen klachten ervaren. Andere symptomen kunnen zijn een drukgevoel of een palpabele massa in de buik en infertiliteit.

Risicofactoren voor het krijgen van myomen zijn onder andere menarche op jonge leeftijd en obesitas. Een lager risico zou er zijn met toenemende pariteit, roken en in sommige onderzoeken orale anticonceptiva. Oestrogenen stimuleren en progestagenen remmen de groei van myomen; dit verklaart dat myomen meestal in grootte afnemen na de menopauze, maar dat hun omvang kan toenemen tijdens een zwangerschap.

Als de myomen blijven groeien, kunnen ze degenereren, met name als ze groter dan 8 cm worden. Typen van degeneratie zijn hemorragisch, hyalien, vettig of cysteus. Ze kunnen ook calcificeren (met name bij oudere vrouwen). Maligne ontaarding wordt slechts zelden gezien. Myomen kunnen subsereus, intramuraal of submucosaal gelokaliseerd zijn.

Samenvattend betekent dit voor de diagnostiek dat myomen zich op verschillende manieren kunnen presenteren. Myomen kunnen op verschillende wijzen behandeld worden: medicamenteus dan wel operatief (invasief).

De techniek

Bij de voorbereiding op een invasieve ingreep, hetzij een embolisatie hetzij een operatie (uterusextirpatie), is het noodzakelijk om de tumor zo goed mogelijk af te beelden, niet alleen wat betreft zijn grootte maar ook wat betreft zijn ligging en zijn relatie voornamelijk met het cavum uteri en het myometrium. Soms is de oorsprong van de massa op het echografische beeld niet geheel duidelijk en kan de MRI differentiëren tussen een proces uitgaande van de uterus dan wel van bijvoorbeeld het ovarium. Bij patiënten met een uteriene afwijking worden afbeeldingen gemaakt in sagittale en transversale richting met T1- en vooral T2-gewogen sequenties. Indien er informatie nodig is over de bloedvoorziening van de tumor, is gadolinium als contrastmiddel zinvol.

Het resultaat

Bij patiënten met een uterus myomatosus wint de embolisatie terrein als therapeutische mogelijkheid na het falen van de hormonale therapie. Hierbij worden de arteriën die richting het myoom lopen door middel van interventieradiologie met kunststofpartikels afgesloten. Om een indruk te krijgen of embolisatie een goede kans van slagen heeft, is voorbereidend beeldvormend onderzoek nodig. Hierbij is het van belang de juiste ligging en uitbreiding van de tumor in beeld te brengen en een indruk te krijgen van de weefselsamenstelling van de tumor (is er bijvoorbeeld sprake van centrale necrose?). Onderzoek van eerste keus is dan MRI. Op een MRI zijn myomen voornamelijk goed zichtbaar op een T2-gewogen opname, als scherp omgrensde massa met lage signaalintensiteit vergeleken met het signaal van het myometrium. Laesies kunnen gediagnosticeerd worden vanaf 5 mm in doorsnede. MRI is een zeer betrouwbare methode om de precieze lokalisatie te bepalen. Zoals vermeld kunnen myomen die groter zijn dan 5-8 cm een heterogeen aspect hebben door infarcering. Infarcering leidt tot necrose en necrose zorgt ervoor dat embolisatie nauwelijks kans van slagen maakt.

De beelden

Beschrijving van de beelden
Figuur 41.1 toont een sagittale, T2-gewogen doorsnede door het abdomen. Er is een scherp afgrensbare massa zichtbaar met een redelijk homogeen aspect, gelegen aan de dorsale zijde van de uterus in het myometrium. De massa heeft een lagere signaalintensiteit dan het myometrium en heeft een afmeting van 5 bij 4 cm. De massa is niet gesteeld, heeft een homogeen aspect en toont geen tekenen van infarcering.

Figuur 41.2 toont een axiale, T2-gewogen doorsnede. De afwijking is ook hier zichtbaar als een scherp omgrensde massa met een lagere signaalintensiteit dan het myometrium. De ligging en afgrenzing van het myoom ten opzichte van het cavum is goed zichtbaar. Het beeld samen met de klinische gegevens past het best bij een uterus myomatosus, waarbij het myoom gelegen is in het endometrium (intramuraal) en zonder infarcering. Een embolisatie kan nu overwogen worden.

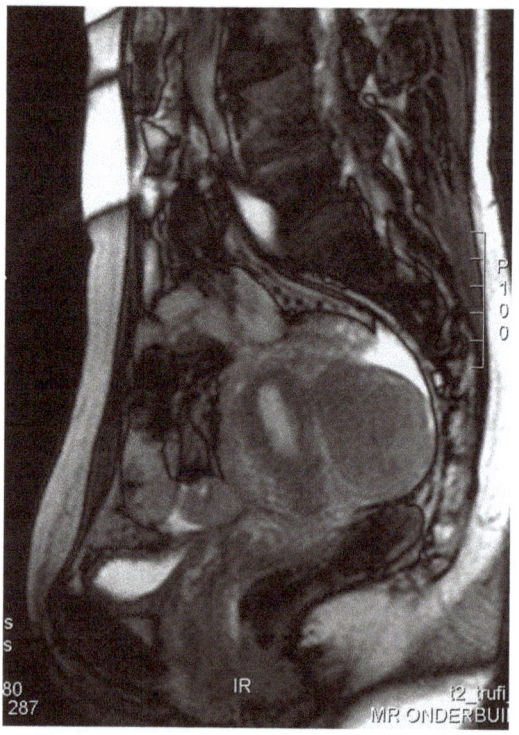

Figuur 41.1

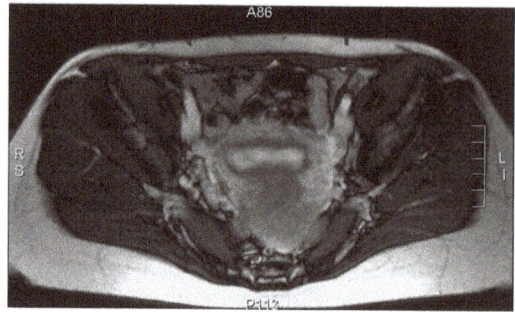

Figuur 41.2

Kernpunten

Het uterusmyoom:
- is een van de meest voorkomende benigne afwijkingen aan de vrouwelijke inwendige genitalia;
- MRI is de afbeeldingtechniek van voorkeur bij de planning van een embolisatie;
- embolisatie wint terrein op het gebied van mogelijke therapieën. Na hormonale behandeling is dit steeds vaker de eerstvolgende keus van behandeling.

42 Een MRI-onderzoek van de prostaat

J. Veltman

Een 59-jarige man presenteert zich met mictieklachten. Bij rectaal toucher wordt een vergrote prostaat gevoeld met aan de rechterzijde een ruw aanvoelende verharding. Laboratoriumonderzoek toont een verhoogd prostaatspecifiek antigeen (PSA). Wegens verdenking op een prostaatcarcinoom worden biopten genomen. Histologisch wordt een matig gedifferentieerd adenocarcinoom gezien.

De aanvraag

Medische gegevens
Man, 59 jaar, mictieklachten, PSA verhoogd, histologisch onderzoek: matig gedifferentieerd adenocarcinoom.
Aangevraagd onderzoek
MRI van de prostaat.
Vraagstelling
Uitbreiding prostaattumor?

Bespreking

De aanvraag

Het prostaatcarcinoom is de meest voorkomende kwaadaardige tumor bij de man, frequenter nog dan het longcarcinoom. De tumor gaat uit van het klierweefsel van de prostaat. Bij inwendig onderzoek kan men niet alleen vaststellen dat de prostaat in grootte is toegenomen, maar ook dat de consistentie en vorm is veranderd. Is een prostaat bij onderzoek verdacht, dan is de bepaling van het prostaatspecifiek antigeen (PSA) van belang. De normaalwaarde van deze chemische parameter is afhankelijk van de leeftijd. Een verhoogd PSA alleen of in combinatie met een afwijkend rectaal toucher is verdacht voor een prostaatcarcinoom. Aanvullend onderzoek met transrectale echogeleide biopsie van de prostaat is dan noodzakelijk.

Uit de histologische analyse van de biopten van onze patiënt kon worden geconcludeerd dat er sprake was van een maligniteit. Voor het vaststellen van de uiteindelijke therapie is het van belang om de juiste lokalisatie van de tumor zichtbaar te maken en vooral ook om te zien of er sprake is van uitbreiding van de tumor buiten het kapsel van de prostaat. De enige techniek die een prostaattumor nauwkeurig kan afbeelden is MRI. Met MRI kan een antwoord gevonden worden op de volgende vragen:
- waar precies in de prostaat is de tumor gelokaliseerd?
- is er doorgroei van de tumor in of door het kapsel?

De positieve dan wel negatieve beantwoording van deze vragen is zeer behulpzaam bij de therapie. Mochten de beelden laten zien dat het carcinoom zich buiten de prostaat heeft uitgebreid, bijvoorbeeld in zaadblaasjes of in de blaaswand, dan is chirurgie (radicale prostatectomie) niet zinvol meer en is bestraling van het proces een betere behandeloptie. Daarnaast kan bij het chirurgisch verwijderen van de prostaat gekozen worden voor het sparen van de vaat- en zenuwbundels die langs de prostaat lopen – dit verlaagt de kans op postoperatieve impotentie.

Voor de behandeling met bestraling kan, op geleide van de MRI-gegevens, op de plaats van de tumor een hogere stralingsdosis gegeven worden zonder daarmee het omliggende weefsel extra te belasten; deze laatste therapiemogelijkheid verkeert echter nog in een onderzoeksfase.

De techniek

Het vervaardigen van een MRI van de prostaat neemt in totaal ongeveer 45 minuten in beslag. De patiënt ligt tijdens het onderzoek op zijn rug in de scanner, het lichaamsdeel dat afgebeeld wordt (de prostaat) moet in het midden van de magneet liggen. Om een zo goed mogelijke afbeelding met een MRI te verkrijgen, moeten de ontvangstantennes (de oppervlaktespoelen) zo dicht mogelijk bij de prostaat geplaatst worden. In het geval van een proces in de prostaat wordt gebruikgemaakt van een 'endorectale' spoel. Voor de patiënt is deze hele procedure niet comfortabel. Tijdens het onderzoek wordt voor deze vraagstelling gebruikgemaakt van gadolinium als intraveneus contrastmiddel. Allereerst wordt gekeken of de endorectale spoel juist is ingebracht, aangezien dit essentieel is voor de beeldkwaliteit. Vervolgens wordt er in de drie anatomische hoofdrichtingen (transversaal, coronaal en sagittaal) een T2-gewogen opname gemaakt. Een T1-gewogen opname wordt vervaardigd, gevolgd door een vijftal opnames na toediening van het contrastmiddel.

Deze laatste opnamen worden met name gemaakt om het contrastmiddel, dat een hoog signaal op T1-beelden geeft, af te beelden (wit). Aangezien de prostaat een zeer goed doorbloed orgaan is, kleurt het contrastmiddel niet alleen het carcinoom aan maar ook het normale weefsel. Door nu te kijken hoe snel het contrast een deel van de prostaat aankleurt of weer wegstroomt, kan men proberen een onderscheid te maken tussen normaal (of goedaardig) dan wel kwaadaardig weefsel. Om het effect van het contrastmiddel nog duidelijker te maken, maakt men gebruik van subtractie. Hierbij wordt het beeld met contrast afgetrokken ('gesubtraheerd') van het beeld zonder contrast. Alleen het signaal van het contrast blijft zodoende over, omdat de andere signalen tegen elkaar wegvallen.

Het resultaat

De maligne prostaattumor is op de MRI meestal te herkennen aan een laag (donker) signaal op T2-gewogen opnamen, veelal gelegen in de perifere zone van de prostaat. Uitbreiding van de tumor buiten de prostaat kan op de MRI aan enkele kenmerken herkend worden. Uitpuiling van de tumor of het afvlakken van de hoek tussen rectum en prostaat zijn tekenen van uitbreiding buiten de prostaat. Daarnaast kan de indruk bestaan dat de prostaat onregelmatig begrensd is. Betrokkenheid van de vesiculae seminales kan herkend worden aan een links-rechtsasymmetrie van de signaalintensiteit. Het beoordelen van de mogelijke betrokkenheid van andere omliggende structuren wordt gedaan op basis van het zichtbaar zijn van anatomische grenzen of onregelmatigheden in de structuren zelf. Ook wordt er op de T2-gewogen beelden gekeken of er sprake is van een links-rechtsasymmetrie van de neurovasculaire bundel, die zich bevindt laterodorsaal beiderzijds van de prostaat (zie de verklarende figuur 42.3). Van de opnamen waarbij gebruik is gemaakt van contrastmiddel worden subtracties vervaardigd om te kijken in welke delen van de prostaat zich aankleurende gebieden bevinden en in hoeverre deze zich buiten de prostaat uitbreiden.

42 EEN MRI-ONDERZOEK VAN DE PROSTAAT

De beelden

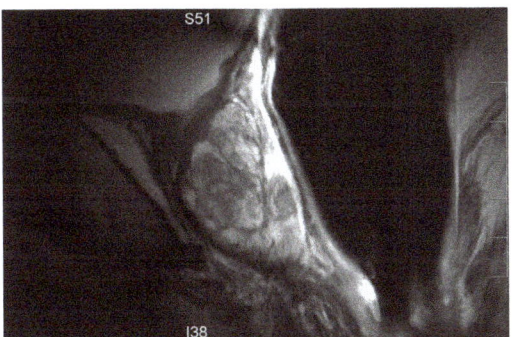

Figuur 42.1

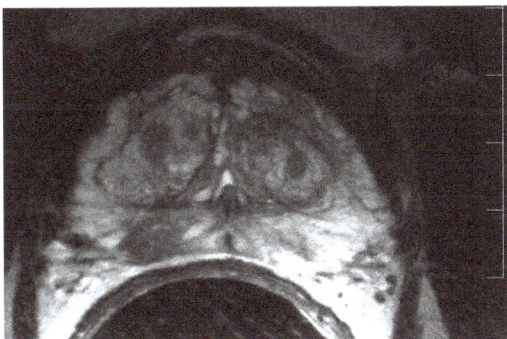

Figuur 42.2

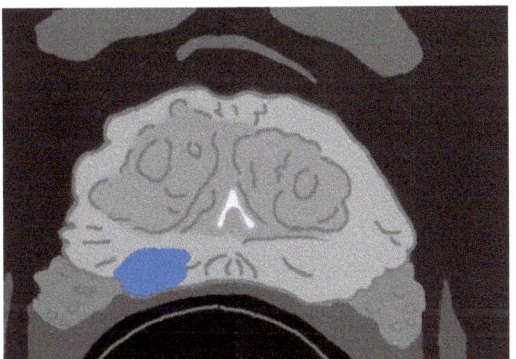

Figuur 42.3

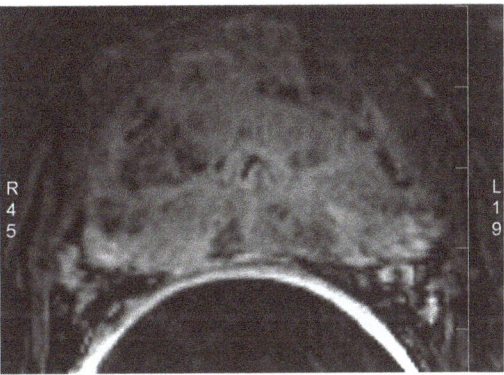

Figuur 42.4

Beschrijving van de beelden

Figuur 42.1 laat een T2-gewogen sagittale opname van de prostaat zien. Hierop is duidelijk de positie van de spoel ten opzichte van de prostaat (centraal in het beeld) zichtbaar. Aan de dorsale zijde van de prostaat is de met lucht gevulde intrarectale prostaatspoel zichtbaar (het gebied zonder signaal rechts in het beeld), ventraal ligt het os pubis en craniaal de blaas. Figuur 42.2 laat een T2-gewogen transversale opname zien van de prostaat. Hierop is duidelijk de perifere en centrale zone van de prostaat te herkennen. In de perifere zone is aan de rechterzijde een signaalarm gebied zichtbaar (met blauw aangegeven op de verklarende figuur 42.3). De prostaatbegrenzingen zijn glad en lijken, ook ter plaatse van het signaalarme gebied, overal intact te zijn. De vaat- en zenuwbundel is beiderzijds normaal van vorm en ligging (grijze gebieden aan de onderzijde van het beeld van figuur 42.3). In de centrale zone van de prostaat (het grijze gebied centraal in figuur 42.3) zijn bolvormige signaalarme structuren zichtbaar die waarschijnlijk gebaseerd zijn op benigne prostaathypertrofie (BPH). Tussen de centrale zones is de met enig vocht gevulde en samengevallen urethra zichtbaar als een witte omgekeerde V-vormige figuur. Figuur 42.4 laat een subtractieopname zien. Hierop is te zien dat het op de T2-gewogen opname verdachte gebied ook aankleuring laat zien (wit wordt). Op basis van de gemaakte beelden wordt geconcludeerd dat het carcinoom zich niet buiten de prostaat uitbreidde.

Kernpunten

Bij prostaatonderzoek:
- kan MRI van de prostaat gebruikt worden om prostaatkanker locoregionaal te stadiëren;
- is een goede weergave van het aankleuringspatroon mogelijk door beelden met contrast te subtraheren van beelden zonder contrast;
- ondersteunt de juiste afbeelding van de grootte en de ligging van de tumor in combinatie met het aankleuringspatroon de keuze van de behandeling.

Literatuur

Inleiding
Blickman JG. Plichten en rechten in de radiologie, deel 2 [inaugurele rede, uitgesproken op 7 september 2001]. Nijmegen: Katholieke Universiteit; 2001.

Deel 1 Techniek

Algemeen
Dähnert W. Radiology review manual. 5th ed. Philadelphia: Lippincott, Williams & Wilkins; 2003.
Ruijs JHJ, Lemmens JAM. Fundamenten van de radiologie, Utrecht: Wetenschappelijke Uitgeverij Bunge; 1996.

Computertomografie en magnetische resonantie
Haaga JR, Lanzieri ChF, Gilkeson RC. CT and MR imaging of the whole body. 2 vols. St. Louis: Mosby; 2003.

Ultrasonografie
Meire HB, Cosgrove D, Dewbury K, Farrant P. Clinical ultrasound. 2nd ed, 3 vols. Edinburgh: Churchill Livingstone; 2003.
Oosterom A van, Oostendorp TF. Medische fysica. Utrecht: Wetenschappelijke uitgeverij Bunge; 1997. p. 104-10.

Deel 2 Hoofd

Algemeen
Grossman RI, Yousem DM. Neuroradiology: The requisits. 2nd ed. St. Louis: Mosby; 2003.
Heller M, Fink A. Radiology of trauma. Berlin/Heidelberg: Springer; 1997.
Osborne AG, Maack J. Diagnostic neuroradiology. St. Louis: Mosby; 1994.

Casus 7, CVA
Adams HP, Brott TG, Furlan AJ et al. Guidelines for thrombolytic therapy of acute stroke: A supplement to the guidelines for the management of patients with acute ischemic stroke. Stroke 1996;27:1711.
Limburg M, Tuut MK. CBO-richtlijn Beroerte (herziening). Ned Tijdschr Geneeskd 2000;144:1058-61.

Casus 8, SAB
Gijn J van. Subarachnoid hemorrhage: Diagnosis, causes and management. Brain 2001;124:249-78.

Casus 9, Hersentumor
Gilman S. Imaging the brain [first of two parts]. N Eng J Med 1998;338(12):812-8.
Kortman KE, Bradley Jr WG. Supratentorial neoplasms. In: Stark DD, Bradley Jr WG, editors. Magnetic resonance imaging. St. Louis: Mosby; 1988. p. 375-81.
Lane BA, Mosely IF, Theron J. Cranial and intracranial pathology (1): Intracranial tumours. In: Grainger RG, Allison DJ, editors. Diagnostic radiology: An anglo-american textbook of imaging. Edinburgh: Churchill Livingstone; 1992. p. 1935-62.

Casus 10, Trauma capitis
Besenski N. Traumatic injuries: Imaging of head injuries. Eur Radiol 2002;12:1237-52.
Heller M. Radiology of trauma. Berlin/Heidelberg: Springer; 1997. p. 5-38.
Weissleder R. Diagnostic imaging. 2nd ed. St. Louis: Mosby; 1997. p. 477-82.

Deel 3 Borst

Algemeen
Fraser R, Müller N, Colman N, Paré P. Fraser and Paré's diagnosis of diseases of the chest. 4th ed, 4 vols. Philadelphia: WB Saunders; 1999.
Goodman, LR. Felson's principles of chest roentgenology. 2nd ed. Philadelphia: WB. Saunders; 1999.

Casus 13, Pneumonie
Vilar J, Domingo ML, Soto C, Cogollos J. Radiology of bacterial pneumonia. Eur J. Radiol. 2004;51:102-13.

Casus 14, Longembolie
Reinartz P, Wildberger JE, Schaefer W, Nowak B, Mahnken AH, Buell U. Tomographic imaging in the diagnosis of pulmonary embolism: A comparison between V/Q lung scintigraphy in SPECT technique and multislice spiral CT. J Nucl Med. 2004;45(9):1501-8.

Casus 15, Longtumor
Ost D, Fein AM, Feinsilver SH. Clinical practice: The solitary pulmonary nodule. N Engl J Med. 2003;348:2535-42.

Casus 16, Vergrote hilusklieren
Crystal RG. Sarcoidosis. In: Braunwald E, Fauci AS, Isselbacher KJ, Kasper KL, Hauser SL, Longo DL et al, editors. Harrisson's principles of internal medicine. 15th ed. New York: McGraw-Hill; 2003. p. 1969-74.
Visschers G, Alberts C, Westra D. Bijzondere röntgenologische beelden bij longsarcoïdose. Ned Tijdschr Geneeskd 1988;132:1290-4.

Casus 17, Pneumomediastinum
Gesundheit B, Preminger A, Harito B, Babyn P, Maayan C, Mei-Zahav M. Pneumomediastinum and subcutaneous emphysema in an 18-month-old child. J Pediatr. 2002;141(1):116-20.
Lellouche N, Bruneel F, Mignon F, Ayoub N, Trouche G, Guezennec P et al. Pneumomediastinum causing pneumoperitoneum during mechanical ventilation. J Crit Care 2003;18:68-9.

LITERATUUR

Deel 4 Buik

Algemeen
Gore RM, Levine MS. Textbook of gastrointestinal radiology. 2nd ed., 2 vols. Philadelphia: WB. Saunders; 2000.

Casus 20, Maag-darmperforatie
Nichelson DA, Driscoll PA. ABC of emergency radiology: The abdomen I. BMJ 1993; 307:1342-6.
Rubesin SE, Levine MS. Radiologic diagnosis of gastrointestinal perforation. Radiol Clin North Am. 2003;41:1095-115.

Casus 21, Buikoverzicht
Stack LB, Munter DW. Foreign bodies in the gastrointestinal tract. Emerg Med Clin North Am. 1996;14:493-521.

Casus 22, Colontumor
Glick SN, Fibus T, Fister MR, Balfe DM, Anderson JC, Birk JW et al. Comparison of colonoscopy and double-contrast barium enema. N Engl J Med 2000;343:1728-30.

Casus 23, Lymfomen
Fishman EK, Kuhlman JE, Jones RJ. CT of lymphoma: Spectrum of disease. Radiographics 1991;11:647-69.
Horton KM, Lawler LP, Fishman EK. CT findings in sclerosing mesenteritis (panniculitis): Spectrum of disease.Radiographics. 2003;23(6):1561-7.

Casus 24, Appendicitis
Wijetunga R, Doust B, Bigg-Wither G. The CT diagnosis of acute appendicitis. Semin Ultrasound CT MR. 2003;24:101-6.

Casus 25, Aneurysma aortae abdominalis
Hermsen K, Chong WK. Ultrasound evaluatuon of abdominal aortic and iliac aneurysms and mesenteric ischemia. Radiol Clin North Am 2004;42:365-81.

Deel 5 Skelet

Algemeen
Korst JK van der. Gewrichtsziekten. Utrecht: Bohn Scheltema Holkema; 1980.
Lemmens JAM, Roosen M. Radiologische insteltechnieken van het skelet. 2nd ed. Maarssen: Elsevier/Bunge; 1998.
Resnick D. Diagnosis of bone and joint disorders. 4th ed., 5 vols. Philadelphia: WB Saunders; 2002.

Casus 26, Coxartrose
Resnick D. Degenerative disease of extraspinal locations. In: Resnick D. Diagnosis of bone and joint disorders, Vol. 5. 4th ed. Philadelphia: WB. Saunders; 2002. p.1271-1381.

Casus 27, Reumatoïde artritis
Resnick D. Rheumatoid arthritis. In: Resnick D. Diagnosis of bone and joint disorders, Vol. 5. 4th ed. Philadelphia: WB. Saunders; 2002. p.891-987.

Casus 28, Wervelinstabiliteit
Reijnierse M, Bloem JL, Dijkmans BA, Kroon HM, Holscher HC, Hansen B et al. The cervical spine in rheumatoid arthritis: Relationship between neurologic signs and morphology of MR imaging and radiographs. Skeletal Radiol 1996;25:113-8.

Casus 29, Lage rugpijn
Richtlijn aspecifieke lage rugklachten. Utrecht: Kwaliteitsinstituut voor de Gezondheidszorg CBO; 2003.

Casus 30, Wervelfracturen
Clark P, Letts M. Trauma to the thoracic and lumbar spine in the adolescent. Can J Surg 2001;44:337-45.

Casus 31, Meniscus
Elvenes J, Jerome CP, Reikeras O, Johansen O. Magnetic resonance imaging as a screening procedure to avoid arthroscopy for meniscal tears. Arch Orthop Trauma Surg. 2000;120(1-2):14-6.
Skinner HB. Current: Diagnosis & treatment in orthopedics. 3rd ed. London: McGraw-Hill; 2003.

Deel 6 Kinderen

Algemeen
Blickman JG. Pediatric radiology: The requisits. 2nd ed. St. Louis: Mosby; 1998.
Swischuk, LE. Imaging of the newborn, infant and young child. 4th ed. Philadelphia: Lippincott, Williams & Wilkins; 1997.

Casus 32, IRDS
Arthur R. The neonatal chest X-ray. Paediatr Respir Rev 2001;2(4):311-23.

Casus 33, Pylorushypertrofie
Hernanz-Schulman M. Infantile hypertrophic pyloric stenosis. Radiology 2003; 227:319-31.
Hernanz-Schulman M, Zhu Y, Stein SM, Heller RM, Bethel LA. Hypertrophic pyloric stenosis in infants: US evaluation of vascularitiy of the pyloric canal. Radiology 2003; 229:389-93.

Casus 34, CHD
Tonnis D. Congenital dysplasia and dislocation of the hip in children and adults. Berlin: Springer; 1987.
Castelein RM, Doorn PF. Echografie in de diagnostiek van de dysplastische heupontwikkeling. Ned Tijdschr Geneeskd 1996;140:1804-8.

Casus 35/36, Botprocessen
Mulder, JD, Schütte,HE, Kroon,HM, Taconis,WK. Radiologic atlas of bone tumors. Amsterdam: Elsevier; 1993.

Deel 7 Diversen

Casus 38, Colles-fractuur
Simic PM, Weiland, AJ. Fractures of the distal aspect of the radius: Changes in treatment over the past two decades. Instr Course Lect 2003;52:185-95.
Trumble TE. Intra-articular fractures of the distal aspect of the radius. Instr Course Lect 1999;48:465-80.

Casus 39, Collumfractuur
Tolo ET, Bostrom MP, Simic PM, Lyden JP, Cornell CM, Thorngren KG. The short term outcome of elderly patients with hip fractures. Int Orthop. 1999;23(5):279-82.

Casus 40, Mamma
Jackson VP, Reynolds HE, Hawes DR. Sonography of the breast, Semin Ultrasound CT MR 1996;17:460-75.
Venta LA, Dudiak CM, Salomon CG, Flisak ME, Sonographic evaluation of the breast, Radiographics 1994;14:29-50.

Casus 41, Uterus
Dueholm M, Lundorf E, Olesen F. Imaging techniques for evaluation of the uterine cavity and endometrium in premenopausal patients before minimally invasive surgery. Obstet Gynecol Surv 2002;57:388-403.
Helmberger TK, Jakobs TF, Reiser MF. Embolization of uterine fibroids. Abdom Imaging. 2004;29(2):267-77.
Ascher MS. Imaging and treatment of uterine fibroid. In: Javitt MC, Berg WA, editors. Women's imaging: Strategies for clinical practice. Miami Beach: American Roentgen Ray Society; 2004. pp.171-77.

Casus 42, Prostaat
Engelbrecht MR, Jager GJ, Laheij RJ, Verbeek AL, Lier HJ van, Barentsz JO. Local staging of prostate cancer using magnetic resonance imaging: A meta-analysis. European Radiology 2002;12: 2294-302.

Register

a. mesenterica inferior *106*
a. mesenterica superior *106*
a. renalis, anatomie *80*
AAA *105*
AAS *119*
ABC *156*
abces *38*
abdominale aorta *106*
 – a. mesenterica inferior *106*
 – a. mesenterica superior *106*
 – adrenale arteriën *106*
 – gonadale arteriën *106*
 – lumbale arteriën *106*
 – renale arteriën *106*
 – truncus coeliacus *106*
absorptie *7*
acetabulum *167*
acetabulumhoek *145*
adrenale arteriën *106*
ALARA-principe *4*
aneurysma *35*
aneurysma van de abdominale aorta (AAA) *105*
aneurysmatische botcyste (ABC) *156*
AoA *56*
AO-classificatie *168*
AoD *56*
aorta *98*
 – adventitia *106*
 – ascendens (AoA) *56*
 – descendens (AoD) *49, 56*
 – media *106*
appendicoliet *102*
appendix *102*
applecore lesion *94*
aqueductus Sylvii *22, 26*
arcus aortae *49*
artritis *112*
artrografie *131*
artrose *111, 116, 164*
 – heupgewricht *111*
asdrukpijn *159, 163*
astrocytoom *37*
atelectase *49*
atlantoaxiale instabiliteit *122*
atlantoaxiale subluxatie (AAS) *119*

atlas *119*
atrofie *26*

ballooning *156*
bare area *116*
bariumpap *94*
basale ganglia *22*
basale kernen *30*
bekken *3, 111*
bekkenfoto *168*
benigne prostaathypertrofie (BPH) *181*
bewegingsartefacten *8*
bijnieren, anatomie *82*
bloed *30*
bloeding *29, 41*
 – epiduraal *41*
 – intraparenchymaal *41*
 – subarachnoïdaal *41*
 – subduraal *41*
bloedvaatjes *106*
bone bruise *132*
borstkanker *171*
botaantastingen *112*
bovenbuikklachten *87*
BOZ *88*
 – liggend *91*
 – staand *91*
BPH *181*
bronchopneumonie *58*
bronchoscopie *73*
 – complicatie *74*
bronchuscarcinoom *66*
bucket handle-scheur *131*
buikoverzicht *91*
buikoverzichtsopname (BOZ) *88*
buikpijn *101*

caecum *94*
canthus-meatusvlak *21, 28*
capitatum *165*
capsula interna *30*
carcinoom, invasie ductaal *172*
cardiomegalie *138*
celdood *4*
cerebellum *26*

cerebrale sinustrombose *33*
cerebrum *21*
CHD *145*
chondroblastoom *156*
circulaire spieren *141*
cirkel van Willis *22, 35*
cisterna ambiens *34*
classificatie *127, 168*
 – AO- *168*
 – Denis- *127*
 – Frankel- *127*
 – Garden-indeling *168*
 – Pauwels-indeling *168*
collaps *66*
collaterale banden *131*
Collesfractuur *163*
collum *167*
collumfractuur *167*
coloninloopfoto *94*
colontumor *93*
coloscopie *94*
computertomografie (CT) *3, 7, 11, 21, 22*
computertomografische angiografie (CTA) *61*
congenitale heupdysplasie (CHD) *145*
consolidatie *49, 138*
contra-indicatie *8*
contrastmiddel *8, 25, 38, 39, 97*
 – bariumpap *94*
 – gadolinium *25*
 – intraveneus *53, 79*
 – subtractie *180*
contrecoupfenomeen *42*
COPD *62*
coronaal *25*
coronale echografie *83*
corpora aliena *91*
corticalis *160*
CR *7*
CT (computertomografie) *3, 7, 11, 21, 22*
CTA *34, 61*
CT-angiografie (CTA) *34*
CT-onderzoek *48, 53*
 – CT-beeld van de hersenen *22*

- CT-scan *68*
- CT-topogram *21*
- level *54*
- settings *54*
- window *54*

CVA *29*
cysteuze degeneratie *175*
cystevorming *112*

deep sulcus sign *74*
degeneratie *175*
- cysteus *175*
- hemorragisch *175*
- hyalien *175*
- vettig *175*

Denis-classificatie *127*
dens *119*
destructiepatroon *155*
- mottig *150*

detectoren *8*
diafragmakoepels *48*
digitalesubtractieangiografie (DSA) *34*
discus *124*
discusdegeneratie *123*
dislocatie *160, 163*
distale radio-ulnaire gewricht *164*
diverticulitis *87*
divertikels *96*
DRU-gewricht *164*
DSA *34*
dubbelcontrastonderzoek *94*
duodenum *143*
dysplasie, fibreuze *156*
dyspneu *57, 61*

echografie *15, 83, 171*
- axiale resolutie *16*
- B-mode *16*
- coronale *83*
- frequentie *15, 83*
- gain *16*
- laterale resolutie *16*
- leverhilus *84*
- M-mode *16*
- processus xiphoideus *83*
- radiologische vaardigheid *16*
- reflecties *16*
- sagittale vlak *83*
- sector-transducer *15*
- transducer *15, 83*
- transversale vlak *83*
- v. cava inferior *84*
- v. portae *84*

effectieve dosis *4*
embolisatie *175, 176*
EMV-score *41*

epidurale hematoom *41*
epilepsie *25*
erosie *112, 116*
Ewing-sarcoom *153*
exsudaat *58, 116*

fat stranding *104*
fibreuze dysplasie *156*
fibroadenoom *171*
fibrosering *106*
fissura major *48*
fissura minor *48*
fissura Sylvii *22, 34*
FLAIR *26*
flexiecontracturen *116*
fluid-attenuated inversion recovery (FLAIR) *26*
fMRI *12*
foramen van Luschka *22*
foramen van Magendie *22*
foramen van Monro *22, 26*
foramen vertebrale *120*
fosforplaat *4*
foto *49*
- bekken- *168*
- coloninloop- *94*
- hart-thorax- *49*
- thorax- *47, 88*

fractuur *3, 159, 163*
- Colles- *163*
- collum- *167*
- communicatieve fractuur *163*
- greenstick-fractuur *160*
- intra-articulaire fractuur *163*
- kraakbeenfractuur *132*
- bij osteoporose *124*
- polsfractuur *163*
- schuine fractuur *163*
- torusfractuur *160*
- twijgfractuur *160*
- wervelfractuur *127*

Frankel-classificatie *127*
frequentie, echografie *83*

gadolinium *25, 38*
galblaas, anatomie *80*
galstenen *91, 101*
Garden-indeling *168*
gewricht, distale radio-ulnaire *164*
gewrichtsspleet, versmalling van de *112*
gonadale arteriën *106*
granuloom *66*
greenstickfractuur *160*
groeischijven *159*
gyri *26*

halswervelkolom *119*
hamburger sign *71*
Hampton, hobbel van *62*
hart *49*
hart-thoraxfoto *49*
Hb-daling *79*
hematoom *30*
- epidurale *41*
- intracerebraal *33*
- intraparenchymaal *42*

hemoptoë *62, 65*
hemorragische degeneratie *175*
hersencontusie *42*
hersenvocht *30*
heupdysplasie *145*
heupgewricht *145*
heupkopnecrose *168*
Hilgenreiner, lijn van *146*
hilus *49*
hilusklieren *66*
hippocampus *25*
HMD *137*
hobbel van Hampton *62*
hoofdpijn *37*
hoofdspoel *25*
hoog-energetisch trauma *128*
Hounsfield *7*
hungry vomiter *141*
hyaliene degeneratie *175*
hyaline membrane disease (HMD) *137*
hydrocephalus *26, 34, 38*
hydrops *134*
hyperdens *30*
hypertensie *29, 30*
hypodens *30*
hypofyse *25*

idiopathic respiratory distress syndrome (IRDS) *137*
ileus *87*
inclavatie *169*
infarcering *176*
infarct *29*
infertiliteit *175*
infiltraat *49*
inklemming *42*
inspiratiestand *47*
interventieradiologie *176*
intracerebraal hematoom *33*
intracerebraal vaatincident (CVA) *29*
intramuraal myoom *175*
intraparenchymaal hematoom *42*
intraveneus contrast *79*
intraveneus contrastmiddel *53, 97*
invasief ductaal carcinoom *172*
ioniserende straling *4*

IRDS *137*
isodens *30*

kernspinresonantie *11*
klieren *98*
klierweefsel *171*
klokhuislaesie *94*
   – applecore lesion *94*
knie, MRI *131*
kraakbeenfractuur *132*
kruisband *132*
   – achterste *132*
   – voorste *132*

Lauenstein-opname *146*
leiomyoom *175*
lever, anatomie *80, 83*
leverhilus, echografie *84*
ligamentum transversum *119*
lijn van Hilgenreiner *146*
liquor *22, 34*
longapex *74*
longblaasjes *138*
longembolie *61*
   – ruiterembolus *62*
longinfarct *62*
longitudinale spieren *141*
longontsteking *57*
longtumor *65*
longweefsel *49*
   – matglaspatroon *138*
   – luchtbronchogram *138*
lordose *123*
luchtbronchogram *138*
lumbaalpunctie *34, 35*
lumbago *123*
lumbale arteriën *106*
lunatum *165*
lymfeklieren *102*
lymfomen *97*

maag *99*
magnetic resonance imaging (MRI) *3*
magnetischeresonantieangiografie
   (MRA) *28, 34*
maligniteit *38, 65, 149*
mammacarcinoom *173*
mammografie *171*
Marfan, syndroom van *105*
massa-effect *38*
mediastinum *47*
   – inferior *48*
   – pleura mediastinalis *48*
   – pleura parietalis *48*
   – superior *48*
meningeoom *37*
meniscusletsel *131*

mesenterium *98*
metastasen *38, 124*
metatarsalia (MT) *116*
midline *22*
midline shift *26*
milt, anatomie *80*
Morison-pouch *17*
mottig destructiepatroon *150*
MRA *28, 34*
MRI *3, 11, 25*
   – claustrofobie *12*
   – contra-indicatie *12*
   – functionele MRI (fMRI) *12*
   – inversion recovery *26*
   – magneetveld *11*
   – oppervlaktespoelen *180*
   – van de knie *131*
   – van de prostaat *180*
MS *26*
MT *116*
multipele sclerose (MS) *26*
multislice-CT-scan *8*
myometrium *175*
myoom *175*
   – intramuraal *175*
   – submucosaal *175*
   – subsereus *175*

n. phrenicus *48*
naaldbiopsie *172*
necrose *30, 176*
   – heupkop- *168*
NHL *97*
nieren, anatomie *80*
nierstenen *91, 101*
noduli *65*
non-hodgkinlymfoom (NHL) *97*

oedeem *34, 38*
oppervlaktespoelen *180*
oraal contrastmiddel *97*
osteofyten *112*
osteomyelitis *149*
osteoporose *118, 124*
osteosarcoom *153, 156*

palmaire tilt *163*
Pancoast-tumor *48*
pancreas, anatomie *80*
pannus *116*
Pauwels-indeling *168*
pediculus *124*
pentagoon *34*
perforatie
   – van een ulcus pepticum *87*
perineum, anatomie *82*
periost *159*

periostale botvorming *155*
periostreactie *149*
peritonitis *102*
permeatief patroon met destructie *150*
phylloïdestumor *172*
pleura *48*
pleuravocht *58*
PNET *153*
pneumomediastinum *74, 76*
pneumonie *57, 58*
   – interstitiële *58*
pneumopericard *76*
pneumothorax *74*
pols *163*
polsfractuur *163*
pons *22*
positionering *48*
primitieve neuro-ectodermale tumor
   (PNET) *153*
processus spinosus *124*
processus styloideus ulnae *164*
processus xiphoideus, echografie *83*
prostaat *179*
prostaattumor *179*
prothese *3*
protonen *12*
pulserende zwelling *105*
puntbloedingen *42*
pylorus
   – circulaire spieren *141*
   – longitudinale spieren *141*
pylorushypertrofie *141*

RA *115, 119*
radiculaire prikkeling *123*
recidiefbloeding *33*
renale arteriën *106*
reuma *115*
reumatoïde artritis (RA) *115, 119*
reusceltumor *156*
risicofactoren *61*
röntgenstraling *3, 4*
   – celdood *4*
   – elektromagnetische straling *3*
   – fosforplaat *4*
   – ioniserende straling *4*
   – kilovolt (kV) *4*
   – milliampère *4*
ruiterembolus *62*

SAB *33*
sacculair aneurysma *34*
sagittaal *25*
sagittale vlak, echografie *83*
sail-sign *138*
sarcoïdose *69*
schedelbasis *21*

Scheuermann, ziekte van 124
scheur 132
scheur bucket handle- 132
scheur, vissenbek- 132
sclerose 112, 156
scoliose 123
secundaire cerebrale ischemie 34
sentinel loop 92
septum pellucidum 26
short tau inversion recovery (STIR)
 26
sinus pleurae 48
spiculae 150
spiegels 92
spina bifida 124
spineboard 128
spondylartrose 124
spondylodiscitis 124
spondylolisthese 123
spondylolyse 123
stent 108
STIR 26
stolsel 30
stralingsdosis 8
subarachnoïdale bloeding (SAB) 41,
 33
subarachnoïdale ruimten 34
subcutane weefsels 73
submucosaal myoom 175
subsereus myoom 175
sulci 26
sulcus 22
 – van Rolando 22
summatie-effect 50
sunburst 150
suprasellaire cisternen 34
symmetrie 22

syndroom van Marfan 105
synovitis 116

T1-weging 12, 26, 38-40
T2-weging 12, 26, 39, 40
tachycardia 79
TFC 164
thalamus 22
thorax 8
thoraxapertuur 48
thoraxfoto 47, 88
thunderclap headache 33
thymus 138
torusfractuur 160
transducer, echografie 83
transversaal 25
transversale vlak, echografie 83
trauma capitis 21
triangulaire fibrocartilagineuze complex (TFC) 164
trombolytica 29
trombusvorming 105
truncus coeliacus 106
tumor 38
 – chondroblastoom 156
 – van het colon 93
 – fibreuze displasie 156
 – van de long 65
 – osteosarcoom 156
 – Pancoast-tumor 48
 – phylloidestumor 172
 – prostaattumor 179
 – reusceltumor 156
 – uterine fibroids 175
tumorweefsel 171
twijgfractuur 160

ulcus pepticum 87
ultrageluid 15
uterus 175

v. cava (VC) 98
 – anatomie 80
 – inferior, echografie 84
 – superior 56
v. portae, anatomie 80
v. portae, echografie 84
V/Q-mismatch 62
vaatsteel 49
vacuümfenomeen 124
vasa vasorum 106
VC 56, 98
ventilatie-perfusiescan (VP-scan) 61
ventrikelsysteem 22
versmalling van de gewrichtsspleet
 112
vesiculae seminales 180
vettige degeneratie 175
vissenbekscheur 132
voxels 8
VP-scan 61
vrij vocht 92

wervelfractuur 127
 – pathologische 127
wervelkolom 127
 – achterste pijler 128
 – middelste pijler 128
 – voorste pijler 128
Willis, cirkel van 22, 35

ziekte van Scheuermann 124
zijventrikels 26
zwangerschap 5, 8

GPSR Compliance

The European Union's (EU) General Product Safety Regulation (GPSR) is a set of rules that requires consumer products to be safe and our obligations to ensure this.

If you have any concerns about our products, you can contact us on

ProductSafety@springernature.com

In case Publisher is established outside the EU, the EU authorized representative is:

Springer Nature Customer Service Center GmbH
Europaplatz 3
69115 Heidelberg, Germany

www.ingramcontent.com/pod-product-compliance
Ingram Content Group UK Ltd.
Pitfield, Milton Keynes, MK11 3LW, UK
UKHW051238180426
11947UKWH00013B/834